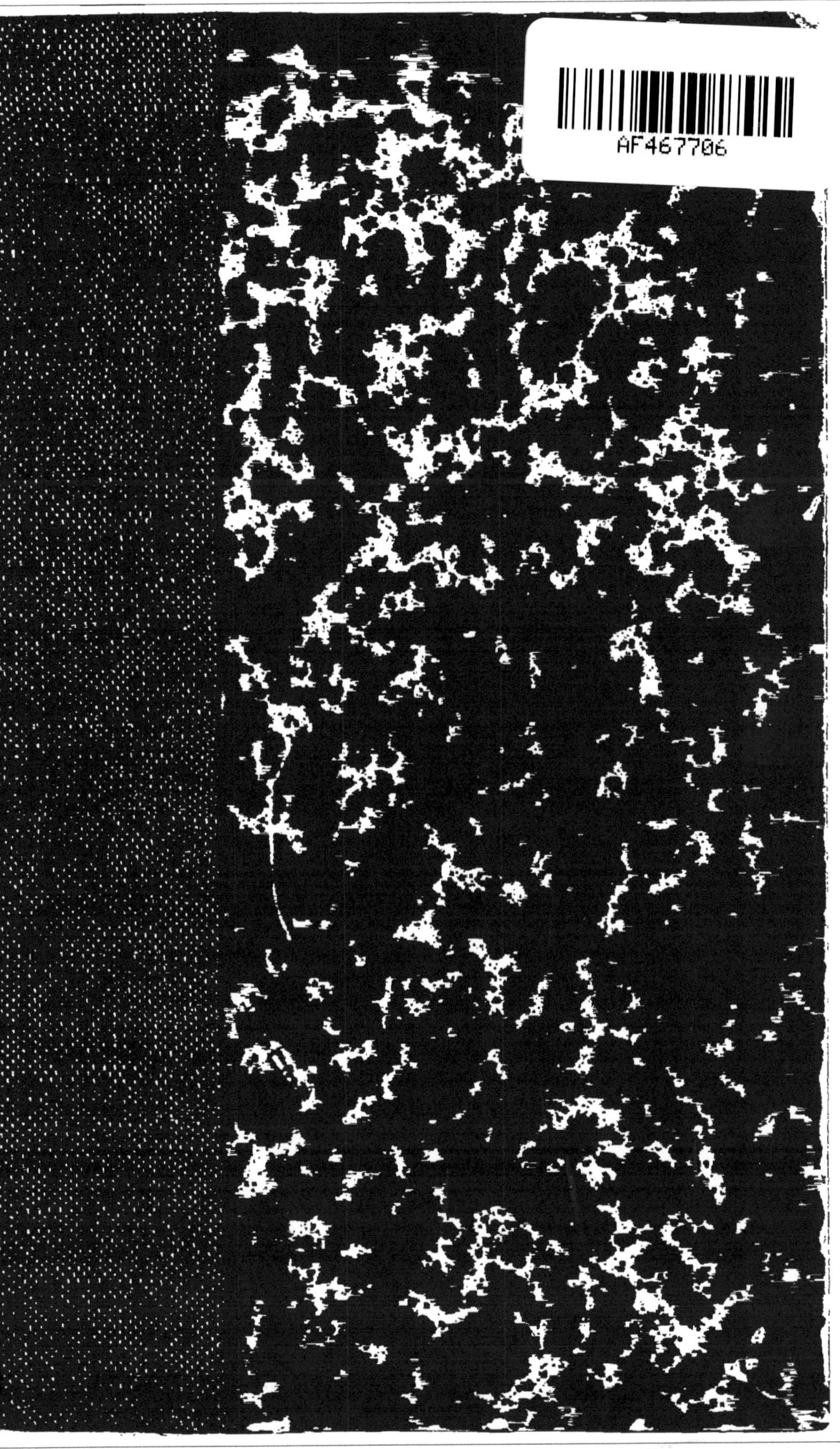

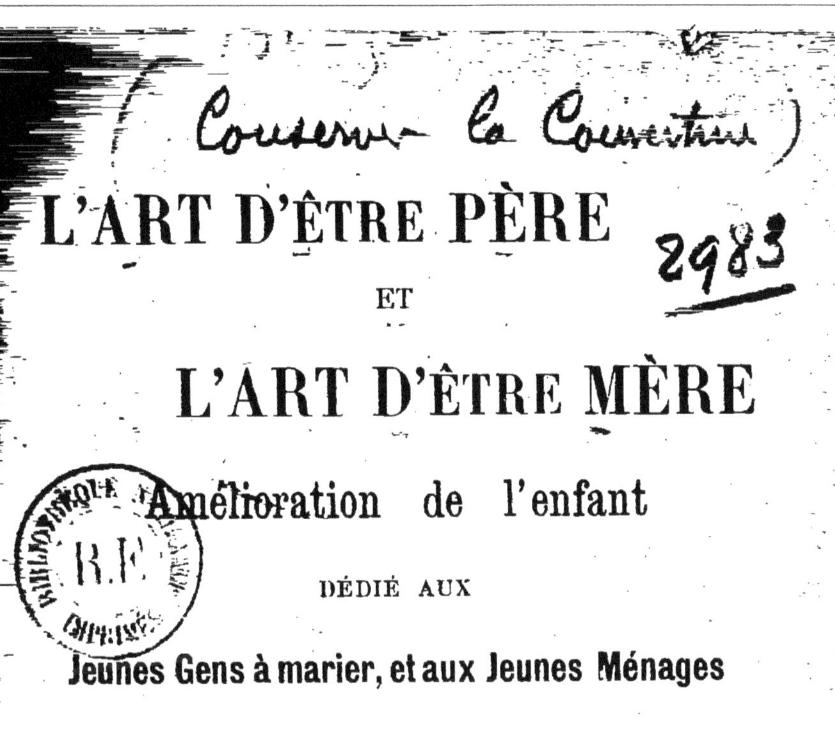

L'ART D'ÊTRE PÈRE

ET

L'ART D'ÊTRE MÈRE

Amélioration de l'enfant

DÉDIÉ AUX

Jeunes Gens à marier, et aux Jeunes Ménages

PAR

Le Dr AMÉDÉE REYNAL

PARIS
A. MALOINE, ÉDITEUR
23-25, RUE DE L'ÉCOLE-DE-MÉDECINE, 23-25

1902

L'ART D'ÊTRE PÈRE

ET L'ART D'ÊTRE MÈRE

Amélioration de l'enfant

L'ART D'ÊTRE PÈRE

ET

L'ART D'ÊTRE MÈRE

Amélioration de l'enfant

DÉDIÉ AUX

Jeunes Gens à marier, et aux Jeunes Ménages

PAR

Le Dr Amédée REYNAL

PARIS
A. MALOINE, ÉDITEUR
23-25, RUE DE L'ÉCOLE-DE-MÉDECINE, 23-25

1902

PRÉFACE

La science jusqu'ici n'a guère fait progresser que l'industrie de l'homme : ne conviendrait-il pas de l'utiliser au progrès de l'homme lui-même ? Il y a là une lacune à combler ; et comme pour y parvenir il faut l'effort commun, voici la modeste pierre que nous portons à l'édifice.

Etre utile tout à la fois à la famille, à la Patrie et à l'humanité ; tel est le triple but poursuivi dans ce petit livre.

Il peut être atteint par l'amélioration de l'enfant, cette base de la famille, de la Patrie, de l'humanité.

Les moyens que j'indique doivent infailliblement y conduire s'ils sont judicieusement employés.

Jamais les événements n'ont imposé comme aujourd'hui l'éclosion d'un livre de cette nature.

Ah ! ce n'est pas qu'il doive s'attendre à un accueil bien sympathique dès le jour de sa naissance : au contraire, les deux grands pouvoirs de la République française, l'Eglise et l'Etat, sont en hostilité ; et parler, même incidemment, de leur réconciliation, c'est exciter de prime abord la méfiance de chacun d'eux.

Dans ces conditions où vais-je ?

Tout simplement vers ce que je considère comme mon devoir.

Sans la religion chrétienne, il n'est pas d'amélioration possible pour l'enfant.

Sans l'entente entre l'Eglise et l'Etat, il n'est pas de prospérité possible pour la Patrie, pour la France.

Sans cette amélioration et cette entente il n'est pas de paix et de bonheur possible pour l'humanité.

L'enchaînement est fatal.

Mon œuvre est de nature foncièrement médicale ; elle signale les maladies et indique les remèdes.

J'ai supprimé autant que possible les côtés arides de la science.

J'aurais désiré être utile sans devenir ennuyeux, et donner à cet opuscule l'attrait d'un roman, pour en faire une œuvre de vulgarisation que je crois bien nécessaire aujourd'hui.

Paris, 250, faubourg St-Antoine.

L'Art d'être Père et l'Art d'être Mère.

CHAPITRE PREMIER

Les Cinq Pourquoi ?

§ I

Pourquoi le médecin accoucheur observe-t-il des enfants qui viennent au monde avec une constitution des plus robustes et d'autres qui arrivent frêles et chétifs ?

Pourquoi l'éducateur observe-t-il des enfants doués d'une intelligence native surprenante et d'autres bornés jusqu'à l'idiotie ?

Pourquoi le moraliste observe-t-il des enfants naturellement honnêtes et bons et d'autres naturellement vicieux et méchants ?

Pourquoi observons-nous des enfants qui ont une ressemblance frappante avec quelqu'un et d'autres qui ne ressemblent à personne ?

Enfin pourquoi observons-nous des enfants beaux et des enfants laids ?

Dans ces cinq ordres d'idées pourquoi

entre les extrêmes observons-nous tous les intermédiaires ?

Sont-ce là de simples écarts de production, des anomalies ne dépendant que du hasard ?

Pour l'observateur consciencieux le hasard n'existe pas ; ce n'est qu'un mot. Lorsqu'un fait de cette nature se produit, c'est toujours en vertu de certaines lois posées de toute éternité par le Créateur. Hâtons-nous de le dire : il est au pouvoir du père et de la mère d'obtenir à volonté des enfants vigoureux ou chétifs, intelligents ou idiots, honnêtes et bons ou vicieux et méchants, beaux ou laids, ressemblant aux auteurs de leurs jours ou ne ressemblant à personne ; et comme les enfants constituent la famille, comme les familles constituent la nation, comme les nations constituent l'humanité, il en résulte que l'humanité dans son ensemble est éminemment perfectible et maîtresse de ses destinées.

Jusqu'ici ces lois fondamentales sont restées inconnues. Et cependant nous avons tout intérêt à les connaître. Placé mieux que tout autre par sa position de médecin *spécialiste pour les maladies des femmes*, l'auteur de ce livre les a cherchées et Dieu aidant les a trouvées dans deux livres originaux qu'on nomme la *Nature* et la *Science*.

§ II

La Nature est le code dans lequel le Créateur a inséré toutes les lois destinées à régir l'ensemble des êtres et des corps ; et par suite, pour ne parler que de la terre, le livre dont il se sert pour instruire l'animalité en général, et l'homme en particulier ; code universel où tout est réglé par des lois immuables ; livre sublime, aux pages immenses, toujours anciennes et toujours nouvelles, qui contient la réponse simple, nette, mais progressive à toutes nos questions, où tous les sujets sont limités pour être à la portée des êtres qui doivent les utiliser, et portent néanmoins l'empreinte du Créateur sans limites dont ils émanent ; livre étrange dans lequel tous les animaux de la création sont appelés à lire, tous indistinctement, depuis le plus petit insecte qui, dès sa naissance, sait y discerner les lois qui président à sa sécurité, à sa nourriture, à son habitation, à sa vie de famille, jusqu'à l'homme dont la raison chancelante n'arrive qu'en tâtonnant et par degrés à la découverte de ces mêmes lois ; livre ouvert et fermé tout à la fois, que nous ne parvenons à déchiffrer qu'en soulevant le voile qui recouvre chacun de ses mots dont le premier est *Faiblesse* et le dernier *Perfection* ;

c'est aux chapitres encore inconnus de ce livre que l'homme de génie, franchissant le temps et l'espace, va arracher les vérités nouvelles. C'est lui qui a formé les grands hommes du passé et qui formera demain les héros de l'avenir ; et plus l'homme avancera dans l'étude consciencieuse de ce livre peut-être interminable, plus il éprouvera les sentiments d'admiration tout d'abord, puis de reconnaissance et d'amour pour ce Créateur sublime qu'il ne comprendra jamais, et que dans la faiblesse de son langage il se bornera à nommer *Dieu*.

La *science* est un courant dans lequel chaque génération humaine vient à tour de rôle déverser le produit authentique et plus ou moins contrôlé de son expérience et de ses travaux ; simple goutte d'eau à la mort du premier homme, ce courant s'est accru lentement ; d'abord dans la caverne du Troglodyte, sous la hutte de l'homme sauvage, puis au sein des tribus, des peuplades, des nations : dans nos contrées le génie de Gutemberg a su capter ces sources errantes, les endiguer, et aujourd'hui elles forment un fleuve majestueux qui, bien dirigé, féconde tout sur son passage, mais qui, mal dirigé, peut produire l'inondation dévastatrice, capable de tout emporter... tout... jusqu'à la civilisation.

Telles sont les deux sources auxquelles nous devons nous adresser.

La première nous offre avec un luxe de prodigalité que l'intelligence est impuissante à comprendre tous les matériaux nécessaires au jeu complet des facultés essentiellement perfectibles de l'humanité ; comme si, par une avance si généreuse, le Créateur voulait appeler sa Créature sur le terrain de *l'innovation progressive*, et de *l'invention*, qui forment un des monopoles de l'humaine nature, et l'introduire par cette petite porte jusqu'au seuil de l'éblouissant domaine de la *Création*.

La seconde nous offre un contrôle très sérieux mais, hélas ! sujet à erreur, comme tout ce qui vient de l'homme ; il nous fait distinguer les matériaux de bon aloi de ceux qui ne le sont pas, et nous formule les lois qui doivent régler leur utilisation.

C'est à ces deux arsenaux que doivent s'adresser non seulement tous les *inventeurs* soucieux de faire *œuvre durable* ; mais aussi tous les esprits *novateurs*, quelle que soit leur sphère d'action, sous peine de voir leurs idées éphémères disparaître comme leur fugitive existence.

Ce seront là nos deux conseillers.

§ III

Nous devons, avant tout, jeter un coup d'œil sommaire sur l'organisme humain et sur l'organisme social.

Tout être humain est formé de trois parties bien distinctes: l'une visible, palpable, matérielle, qu'on est convenu de nommer le *corps* ; l'autre invisible, insaisissable, immatérielle, qu'on est convenu de nommer l'*âme*. Entre les deux se trouve une partie intermédiaire qu'on est convenu de nommer l'*esprit* ou *intelligence*. C'est l'union intime de ces trois parties qui constitue l'unité humaine, et chacune d'elles est rivée aux deux autres dans des conditions de solidarité telles que si l'une souffre, les autres souffrent ; si le corps meurt, l'esprit s'éteint, et l'âme disparaît : et réciproquement.

Malgré leur union intime, chacune de ces trois parties éprouve des besoins spéciaux, des tendances spéciales ; c'est ainsi que le corps, pour obéir aux grandes lois qui le régissent, a besoin d'une nourriture matérielle, puisée au sein du monde matériel qui l'environne. Dans la satisfaction de ces besoins il éprouve un sentiment de bien-être, et de plaisir.

Satisfaire ces besoins, telle est sa loi : le plaisir sensuel, telle est sa tendance.

L'âme, au contraire, grâce aux facultés dont tout homme apporte en naissant le germe qu'il développe plus ou moins, comprend que la matière ne peut suffire à son existence, et instinctivement remonte vers les choses supérieures à la matière, vers les causes premières. Ces causes, tout d'abord aussi nombreuses que les objets, se simplifient, se raréfient, et en définitive aboutissent toutes à une seule que l'on nomme *Dieu*.

Elever l'homme au-dessus de la matière, telle est sa loi ; le rapprocher, autant que possible, de la perfection divine, telle est sa tendance.

Quant à l'intermédiaire intellectuel, il tient tout à la fois de l'âme et du corps. Les cinq organes des sens — *vue*, *ouïe*, *odorat*, *goût* et *toucher* — reçoivent du monde extérieur des *sensations* que les nerfs centripètes, véritables fils électriques, s'empressent de porter au cerveau, leur mission s'arrête à la *substance grise des couches optiques et des corps striés*. C'est là la frontière où finit le monde physique, et où commencent le monde intellectuel et le monde moral ; l'entrepôt auquel aboutissent sous forme de dépêches toutes les nouvelles venues des cinq régions de la matière ; et cette substance grise actionnée par la sensation donne naissance à la *Pensée*.

S'instruire, telle est sa loi; utiliser ses connaissances, telle est sa tendance.

§ IV

La tendance du corps, en donnant à l'homme le plaisir sensuel pour idéal, tend à atrophier ses pensées, à les raréfier, à rétrécir son intelligence, à paralyser son raisonnement, à fausser son jugement, à dégrader ses sentiments, à énerver sa volonté, à affaiblir et enlaidir tout son être, par suite à lui enlever chaque jour une de ses conquêtes physiques, intellectuelles ou morales ; en un mot elle tend à affaiblir l'individu, amoindrir la Patrie, détériorer la race ; et en définitive à conduire l'humanité s'échouer là-bas, dans les régions fangeuses où grouille l'animalité.

La tendance de l'âme, correctif naturel de celle du corps, pousse l'homme vers les régions pures et sereines où règnent le Devoir et la Vertu. C'est elle qui, éclairée par les lumières de l'Esprit, lui donne la perfection divine comme idéal, et l'introduit ainsi dans la voie du perfectionnement sous toutes ses formes. Elle augmente la lucidité de l'Esprit, elle élève et multiplie ses pensées, elle rectifie son raisonnement, assure son jugement, elle redresse les sentiments et les ennoblit; elle donne à la volonté l'énergie virile; en un mot elle embellit et fortifie l'individu, la famille, la Patrie, améliore la race, et chaque jour fait gravir à l'humanité un échelon de plus à cette échelle sans limites du progrès, au sommet de laquelle se trouve la *Perfection*, qu'il n'atteindra jamais, dont il n'approchera même pas.

La tendance de l'Esprit, en fournissant la lumière tout à la fois au corps et à l'âme, est de les éclairer simultanément de façon à équilibrer leurs tendances opposées.

§ V

Entre ces trois éléments constitutifs de l'homme il existe donc des différences de besoins et de tendances, dont le jeu naturel doit nécessairement, fatalement amener la lutte; et cependant l'entente doit se faire entre ces trois associés aux tempéraments contraires obligés de vivre côte à côte, mieux que cela, de ne faire qu'un.

Si cette entente ne se fait pas, le malaise survient; si ce premier avertissement naturel reste sans effet, le malaise augmente de plus en plus, et la maladie se déclare plus ou moins vite avec des symptômes plus ou moins alarmants, qui peuvent aboutir à la mort du corps, à l'extinction de l'esprit, à la disparition de l'âme.

C'est pour subvenir à ces besoins et à ces tendances d'ordres divers que l'homme s'est tout d'abord uni à la femme pour constituer la famille ; puis les familles se sont réunies pour constituer la tribu ; plus tard se sont formées les peuplades et les nations.

Au fur et à mesure que ces collections d'hommes avancèrent lentement, très lentement en civilisation, il se forma au milieu d'elles trois courants bien distincts.

L'un avait pour but de subvenir aux besoins matériels, à la sécurité matérielle des individus et de la collectivité ; ce fut là le germe de ce que nous nommons aujourd'hui *Pouvoir civil, pouvoir temporel*, ou *Etat*.

L'autre se dirigea par des voies plus ou moins indirectes vers la cause première. C'est de ce soleil très voilé au début, que se dégagèrent peu à peu les rayons qui mirent en relief les aspirations morales de l'individu et de la collectivité. Ce fut là le germe du *pouvoir spirituel, Religion ou Eglise*.

Parallèlement à ces deux courants et en même temps qu'eux il s'en forma un troisième qui devint l'origine de ce que nous nommons aujourd'hui la *science*.

Toutes les conceptions de l'homme, et tous les modes de son activité rentrent dans ces trois courants, car l'homme tout entier est là dedans.

§ VI

Ces trois courants constitutifs de la vie sociale, *Religion*. *Etat*, *Science*, nés de tendances et de besoins d'ordres divers, apportent avec eux bien des germes de conflit : Rarement amis, parfois ennemis, comme aujourd'hui, leur évolution à travers les siècles n'a offert que de trop nombreux exemples de leur mésintelligence. Et cependant l'union doit s'établir entre eux : La tranquillité et la prospérité sociales, ne peuvent exister qu'à ce prix.

Si l'entente ne se fait pas, le malaise national survient ; si ce premier avertissement n'est pas écouté, le malaise s'accentue plus ou moins vite, et la maladie nationale se déclare avec des symptômes plus ou moins alarmants qui peuvent aboutir à la mort de la nation.

Pour que cette entente se fasse il faut que chacune des trois parties reste exactement dans les attributions spéciales qui lui reviennent en vertu de l'ordre hiérarchique indiqué par le Créateur. De même que chez l'homme raisonnable c'est l'âme, d'accord avec l'esprit, qui, dans les desseins providentiels, doit diriger le corps ; de même c'est la religion d'accord avec la science qui, dans une société bien réglée, doit inspirer l'Etat.

La solidarité intime qui existe entre l'âme, le corps et l'esprit, ces trois facteurs de l'unité humaine, existe aussi entre l'Eglise, l'Etat et la Science, ces trois facteurs de l'unité nationale : et cette solidarité est telle que, toutes choses étant égales d'ailleurs, leur union plus ou moins intime est le vrai baromètre de la prospérité des peuples.

CHAPITRE II

Du Végétal à l'Animal.

§ I

Observons le jardinier pépiniériste lorsqu'il cherche à obtenir des arbres à fruits supérieurs.

Il commence par choisir son terrain. Pour le travailler il choisit son jour : il ne le travaillera pas un jour de pluie. Il cherche les mauvaises herbes et les brûle, il cherche les vilaines bêtes qui s'y cachent, et impitoyablement les tue. Puis il attend l'heure propice pour confier la semence à ce terrain bien préparé ; et cette semence il la choisit, car l'expérience lui a prouvé que sa qualité exerce une grande influence sur le produit.

De sorte que pour obtenir de bons et beaux fruits le pépiniériste concentre toute son attention sur deux points : la semence et le terrain, la greffe viendra plus tard.

L'analogie est fréquente en ce monde, et le règne végétal, par ses leçons de choses, peut devenir un précieux éducateur pour l'homme qui observe.

Ce qui est vrai dans le monde des plantes l'est aussi dans celui des animaux. L'éleveur de chevaux par exemple choisit parmi les étalons celui qui paraît le mieux se rapprocher de l'idéal qu'il poursuit : celui-ci pour la course, celui-là pour la traction, cet autre pour la beauté des formes, etc.

La sélection s'impose donc dans la nature animale tout comme dans la nature végétale.

Elle s'impose aussi dans l'humanité : livrée à elle-même la jeune fille préférera toujours le jeune homme robuste et vigoureux à celui qui sera chétif, l'intelligent à l'idiot, l'honnête au vicieux, le bon au méchant, le beau au laid; et quand pour elle sonnera l'heure du mariage, instinctivement elle donnera la préférence à celui qui réunira le mieux toutes ces qualités.

Cette force, cette intelligence, cette honnêteté, cette bonté et cette beauté qui constituent la supériorité naturelle, quel est l'homme qui ne désire pas les transmettre à sa postérité ?

Le peut-il ?

Après y avoir bien réfléchi nous répondons : Oui.

Comment ?

En observant certaines conditions avant, pendant et après la procréation de ses enfants.

§ II

Les conditions à observer dans les deux premières étapes, celle qui précède la procréation, et celle de la procréation elle-même, s'imposent tout à la fois au jeune homme et à la jeune fille, à l'homme marié et à sa femme. Quant à la troisième, elle est la spécialité pour ne pas dire le privilège exclusif de la femme.

Un jour peut-être, si Dieu nous prête vie, nous essaierons d'introduire la jeune fiancée dans ce monde nouveau où la jeune fille devient femme, où la femme devient mère, où la frêle créature devient à son tour puissance créatrice, créatrice pour la famille, créatrice pour la Patrie, créatrice pour l'humanité.

Mais où trouver la plume assez légère pour courir sur un tel canevas sans laisser tomber une tache d'encre ? Où trouver des sentiments assez dégagés de la matière, des mots assez délicatement expressifs pour faire comprendre à ce cœur virginal, à cet esprit dont rien encore ne doit avoir terni la limpidité, que c'est la voix de Dieu lui-même qui l'appelle à des devoirs nouveaux ? Qu'après les deux cérémonies distinctes du mariage, l'une civile pour l'union des corps et des intérêts matériels, l'autre religieuse pour l'union des âmes sous l'œil de Dieu, elle aura non seulement le droit mais le devoir de fondre son âme et son esprit avec l'âme et l'esprit de son nouvel époux, pour former, par l'intermédiaire obligé de leurs corps, l'âme, l'esprit et le corps de ce petit enfant qui doit être la synthèse de leurs deux organismes ; de cet enfant dont l'âme réunira tous les germes bons ou mauvais, de grandeur ou de petitesse, qui se trouveront dans leurs deux âmes, dont l'esprit réunira toutes les qualités bonnes ou mauvaises, de lucidité ou d'obscurité, de leurs deux esprits ; dont le corps réunira tous les germes bons ou mauvais, de force ou de faiblesse, de beauté ou de laideur, réunis dans leurs deux corps ; et par suite qui fera l'orgueil ou la honte, le bonheur ou le malheur de leur vie ? Comment lui faire comprendre qu'à l'heure même de son abandon complet aux bras de son époux, elle doit conserver encore ce délicieux parfum de pudeur qui, en lui permettant d'étendre le voile sur le rôle obligé de la matière, fera sa force et sa grandeur ; et lui permettra de dire un jour dans sa légitime fierté ce que la romaine Cornélie, mère des Gracques, disait en montrant ses enfants : Voilà mes trésors...

Pour le moment nous nous occuperons spécialement de l'homme, préparateur de la semence, qu'il soit jeune fiancé ou déjà marié.

§ III

Le Créateur a fait l'homme pour la femme et la femme pour l'homme. Il a mis en chacun d'eux des besoins et des tendances qui les attirent l'un vers l'autre dans le but providentiel d'assurer la propagation et la conservation de l'espèce.

Réduite à ces simples données primitives, cette union était tout d'abord le simple rapprochement sexuel de l'homme et de la femme, basé sur les besoins du corps.

Mais les enfants venus dans ces conditions, qui donc devait les nourrir, ? qui donc devait en avoir soin ?

C'est ici qu'intervient le mariage, cette institution chrétienne éminemment civilisatrice.

§ IV

Le mariage est une institution civile et religieuse qui a pour but l'union légitime de l'homme et de la femme, en vue de la procréation des enfants et des soins à donner, tout à la fois, à leur corps, à leur âme, à leur esprit.

En principe, dans une société bien équilibrée, tout jeune homme doit se marier, *sauf infirmité*.

Dès sa naissance, et même avant de naître, il a reçu des bienfaits de la famille, de la patrie, de la civilisation. C'est pour lui une dette sacrée qu'il doit payer en soutenant à son tour la famille, la patrie, la civilisation.

Mais autant que possible aussi il ne doit se marier que lorsque son corps aura acquis son complet développement. Sous le ciel de France la nature met en général de 24 à 25 ans, pour obtenir ce résultat.

Jusque-là le jeune homme a fait l'apprentissage de la vie ; quelquefois sage, studieux, laborieux, économe, rangé, souvent désœuvré, prodigue, insouciant, semant au gré de sa fantaisie, et parfois à tous les vents, le trop plein d'une organisation plus ou moins vigoureuse.

Arriver ainsi jusqu'au jour du mariage serait une grande faute. L'Eglise l'a si bien compris que par une mesure de très haute sagesse, elle a institué la fête des *fiançailles*. Excellente institution qu'il faut précieusement conserver.

§ V

Honte à ces jeunes gens qui, plongés dans une vie de débauche, ne cherchent dans le mariage qu'une *dot* qui puisse leur permettre de continuer leur folle existence ; ils transmettront à leurs enfants, selon toute probabilité, des maladies plus ou moins graves mais à coup sûr des tendances qui, un jour ou l'autre, les feront rougir, et probablement pleurer.

Honte à ces jeunes gens qui, subissant eux-mêmes la rigueur des lois de l'atavisme, ou la juste punition de leur précoce débauche, appartiennent déjà à la classe des *Eunuques*, sans avoir connu le couteau d'Origène ; et qui, malgré leur impuissance à accomplir le grand devoir du mariage, ne reculent pas devant l'infamie d'attacher une jeune fille vivante à leur cadavre ambulant, ou de la forcer à soulever le scandale du divorce.

Honte à ces jeunes gens qui, célibataires par égoïsme, s'abritent derrière une fortune acquise par héritage, et désertent le combat de la vie, en ayant soin toutefois de prendre pour eux-mêmes tous les bienfaits de la famille, de la patrie, de la civilisation, sans rien leur donner à leur tour. Ces fruits secs de la société feront bien de méditer cette maxime de l'Evangile : « Tout arbre qui ne portera pas de fruits sera coupé et jeté au feu. »

Honte à ces jeunes gens qui, se mettant ouvertement en revolte contre l'institution sacrée et éminemment civilisatrice du mariage, ne veulent que l'accouplement passager qu'on nomme l'*Union libre* ; et qui, s'ils ont des enfants, se refusent à les légitimer, préférant stigmatiser ces fronts encore purs du mot *Bâtard*.

§ VI

Le jeune homme à marier doit être plus ou moins épris de la jeune fille qu'il convoite. Dans aucun cas il ne doit la prendre à contre-cœur.

Supposons la demande en mariage faite officiellement par les parents, et agréée : les jeunes gens sont fiancés.

Alors, pour le jeune homme, doit commencer une vie nouvelle. Oublieux des sentiers qui, naguère encore,le conduisaient aux plaisirs frivoles, il ne doit désormais suivre que ceux qui le conduiront au devoir et à sa fiancée. C'est l'heure assignée par la raison pour améliorer le courant des pensées, pour assainir la nature des sentiments. C'est surtout le moment de faire des économies qui sont nécessaires, qui sont indispensables à la préparation d'une bonne et forte semence.

En songeant à sa fiancée le futur père de famille songera aussi à ses enfants. Dans ce cas, il aura des efforts à faire de trois côtés à la fois : du côté du corps, du côté de l'âme, du côté de l'esprit.

CHAPITRE III

Le Corps.

§ I

Commençons par le corps, cette automobile que le Créateur nous a donnée pour nous transporter d'un lieu à l'autre ; ce serviteur chargé par la nature d'exécuter les volontés de notre âme ; ce coffre-fort qui recèle tous nos trésors intellectuels et moraux, acquis par nous-mêmes ou reçus de nos ancêtres, par voie d'hérédité ; cet organisme frêle ou robuste, qui entretient et recèle toute notre existence.

L'idéal se rapprochant le plus de la perfection pour le corps serait une réunion harmonieuse de la taille, de la force, de la souplesse, de l'agilité, de l'adresse, de l'endurance. Nous parlerons plus tard du visage.

Ces qualités plus ou moins indispensables sont toujours utiles. Le futur père de famille désirera vivement en doter ses enfants. Pour cela, s'il les possède lui-même, il les entretiendra soigneusement ; si, par suite d'une éducation incomplète, il en est privé, il s'efforcera de les acquérir, dans les limites de ses forces et de ses ressources.

Chacun de ses efforts dans cette voie comptera à l'actif de son enfant, car *rien ne se perd dans la nature tout s'y transforme.* Un simple désir suivi d'un effort pratique chez le père, aura un faible écho chez l'enfant ; si cet effort est réitéré assez souvent, il amènera chez l'enfant une facilité proportionnelle ; enfin si le désir et l'effort se renouvellent assez souvent et assez longtemps, ce qui n'était qu'une simple facilité chez l'enfant finira par devenir pour lui une tendance plus ou moins accentuée.

Dans le monde on se juge sur les actes, car l'homme est si faible qu'il ne peut apprécier que ce qui tombe sous les sens. Avec la nature au contraire, c'est-à-dire avec l'œuvre limitée du Créateur sans limites, le résultat est obtenu par l'intention réelle, c'est-à-dire par le sentiment et la volonté exprimés par l'effort.

§ II

Pour donner au corps les qualités qui lui sont nécessaires, il faut le soumettre aussitôt que possible à certains exercices spéciaux, tels que la gymnastique, les exercices militaires, l'escrime, la natation, la boxe, la chasse, etc.

Les exercices du corps en général, et la gymnastique en particulier, sont beaucoup trop délaissés en France. Il y a là un double danger individuel et patriotique.

Le corps de l'homme est destiné à la lutte dans la nature et dans la société. Plus il sera fort et robuste, mieux il sortira victorieux de ces combats. Par un développement raisonné et bien conduit, il pourra suivre dignement les diverses phases de l'existence humaine, et facilement atteindre et dépasser le siècle. Mais ce ne sera pas là son dernier mot. La longévité humaine est essentiellement élastique : fixée par Flourens à 125 ans, sa borne peut être avancée ou reculée au gré de nos agissements.

Les jeunes ménages s'efforceront donc de donner à leurs enfants une constitution forte et robuste dans l'intérêt personnel des enfants eux-mêmes.

Il en est de même au point de vue patriotique. L'expérience prouve que ce sont les ménages forts et robustes qui donnent à la patrie le plus grand nombre d'enfants et les enfants les plus solides.

Il faudra donc soumettre les enfants aussitôt que possible aux exercices du corps raisonnés et calculés sur les ressources naturelles des enfants, garçons ou filles, des adolescents et des adultes.

C'est la Suède qui tient aujourd'hui le record de la gymnastique raisonnée, et sa population est une des plus belles et des plus vigoureuses.

§ III

La statistique officielle nous apprend que lorsque l'Allemagne compte 5,547 associations de gymnastique, comprenant 544,757 sociétaires, la France ne compte que 263 sociétés de gymnastique réunissant 30,000 gymnastes.

Cette statistique, navrante pour tout cœur français, nous prouve qu'en France l'éducation du corps laisse beaucoup à désirer. A d'autres chapitres nous verrons que l'éducation de l'âme et celle de l'esprit sont aussi mal comprises, et aussi mal dirigées.

C'est par ces exercices quotidiens qu'on acquiert cette constitution robuste qui constitue la première, la plus solide et la plus utile des fortunes.

Les établissements d'éducation devraient tous posséder des appareils de gymnastique en harmonie avec l'âge et le sexe de leurs élèves.

Pour entrer résolument dans la voie de l'amélioration physique, du perfectionnement progressif du corps, il faut élever ce corps virilement, à la spartiate, en le prenant dès le bas âge : la souplesse du tempérament français est telle qu'à la première génération on sera émerveillé du résultat.

Le jeune homme à marier, et les jeunes ménages se pénétreront bien de ces idées, et conformeront leur existence à ces principes, autant que leur position sociale le leur permettra.

De plus ils éviteront soigneusement toutes les causes nuisibles indiquées au chapitre X.

§ IV

Le corps du fiancé doit avant tout être sain.

Tout peut se transmettre par hérédité : les qualités, les défauts, jusqu'aux simples tendances.

Dans tout héritage il faut considérer deux parties bien distinctes : l'actif et le passif ; c'est-à-dire le bon et le mauvais. Ici les parties mauvaises sont les maladies que les ascendants peuvent transmettre à leurs descendants. Elles ne sont, hélas ! que trop nombreuses, et se rattachent aux trois facteurs humains. Il existe des maladies du corps, des maladies de l'âme, des maladies de l'esprit.

Heureux les parents qui connaissant et observant les lois de l'hygiène spéciale à chacun de ces trois facteurs transmettent à leurs enfants une organisation sans tare ; mais heureux, trois fois heureux les enfants qui, ayant reçu de leurs ancêtres ces dons précieux entre tous, les transmettent à leurs enfants non seulement intacts, mais augmentés de leurs efforts personnels. C'est là le secret de l'amélioration progressive ; c'est là la clef magique qui ouvre les portes encore mystérieuses de la supériorité naturelle.

Cette supériorité peut et doit aller en augmentant à chaque génération nouvelle. Comme aussi il suffit d'une génération imprévoyante, à plus forte raison mal intentionnée, pour enrayer le mouvement ascensionnel, pour compromettre les progrès réalisés déjà.

§ V

Toutefois il est deux maladies du corps qui par leur fréquence, et leurs conséquences fâcheuses, souvent désastreuses, doivent un instant nous arrêter. Ce sont les deux affections vénériennes connues sous les noms de syphilis et de blennorrhagie.

Tout jeune homme, qui à un moment aura

présenté quelque symptôme de syphilis héréditaire ou acquise, s'il désire se marier, ira tout d'abord consulter un médecin spécialiste ; et lui demandera si consciencieusement il peut se marier sans danger pour sa femme et ses enfants. Dans la négative il s'abstiendra, car le virus syphilitique empoisonne le sang. Se marier dans ces conditions, ce serait détruire volontairement la santé et souvent l'existence de sa femme et de ses enfants : ce serait une véritable infamie.

Pour la *blennorrhagie* vulgairement appelée *échauffement*, c'est autre chose. Elle n'empoisonne pas le sang ; son action est locale et elle guérit parfaitement si elle est bien soignée. Mais pour guérir, il faut réunir certaines conditions de traitement, de repos relatif et de sagesse auxquelles le jeune homme ne peut pas ou ne veut pas toujours s'astreindre. Dans ce cas la maladie passe à l'état chronique et se traduit pendant un temps plus ou moins long par un léger suintement purulent ou une simple goutte de pus que l'on fait sortir en pressant le méat urinaire le matin avant d'uriner. Cette goutte de liquide blanc, plus ou moins purulent, est ce qu'on appelle la *goutte militaire*.

Le jeune homme atteint de la goutte militaire ne doit pas se marier avant parfaite guérison ; s'il le fait voici ce qui va arriver.

Dès les premiers rapports conjugaux la femme sera infectée, le microbe blennorrhagique nommé *gonocoque* pénétrera dans la matrice dont il enflammera la muqueuse (endométrite), puis le parenchyme utérin (métrite) ; de là continuant ses ravages gagnera les trompes (salpingite), et les ovaires (ovarite).

Des mois, des années, se passeront attendant une grossesse qui ne vient pas. Si la jeune femme devient enceinte, une fausse-couche viendra brutalement dissiper le rêve de celle qui espérait devenir mère.

Enfin si grâce à la forte constitution du père et de la mère et à l'hygiène minutieuse de celle-ci, la grossesse arrive à terme, on sera tout étonné de n'obtenir qu'un enfant chétif et rabougri.

Et la cause de tous ces méfaits est tout simplement le gonocoque, cet infiniment petit microbe enfermé dans la goutte militaire.

Mais ce n'est pas tout.

Si la jeune femme, aussitôt qu'elle éprouve des douleurs de ventre ou de reins, avec pertes blanches, ces trois symptômes classiques de la métrite, qu'elle provienne de la blennorrhagie ou d'ailleurs, allait consulter un spécialiste expérimenté, elle serait rapidement et complètement guérie. Mais elle pense que c'est une conséquence ordinaire

2.

du mariage, elle n'ose pas et attend. Et plus la femme est honnête et timide, plus elle attend, et plus la maladie s'aggrave en passant à l'état chronique et expose la femme aux abcès, aux polypes, aux tumeurs, etc., et si l'âge critique la surprend ainsi, elle a beaucoup de chances d'être atteinte d'une dégénérescence : épithélioma, cancer, etc.

Enfin si elle se décide à se soigner, où ira-t-elle ? Chez un médecin ou chez un chirurgien ? Celui-ci très probablement lui fera une opération dont la moindre sera le *curetage* qui ne guérit pas, et de plus prive l'organe essentiel de la femme d'une muqueuse indispensable.

Que d'opérations il se fait aujourd'hui dans cette région ! Que d'ovaires disparaissent ainsi avant d'avoir rempli le rôle qui leur est assigné par la nature... Que de jeunes femmes dont la stérilité remonte à cet infernal couteau d'Origène... Sous quel numéro faut-il classer cette cause de dépopulation ?

En général les jeunes gens ignorent tout cela. Nous avons cru devoir fixer leur attention par ces détails, afin de leur éviter ainsi qu'à leur famille des inconvénients souvent irrémédiables.

§ VI

D'une manière générale le jeune homme ne se mariera pas tant qu'il sera malade. S'il a été atteint de syphilis ou de blennorrhagie il ira demander conseil à un médecin spécialiste.

De plus il veillera à ce que son corps soit au jour du mariage dans la plénitude de la santé. Mais pour avoir une semence complètement irréprochable, une semence supérieure, il ne suffit pas de songer à sa préparation quelque temps seulement avant le mariage. Il faut que cette préparation, inconsciente chez l'enfant et chez l'adolescent, bien raisonnée et bien dirigée par les éducateurs à tous les degrés, conduise le jeune homme au mariage comme à un but naturel ; tout comme l'arbre bien cultivé et bien dirige par le pépiniériste, arrive tout naturellement à la fructification.

CHAPITRE IV

L'âme.

§ I

L'âme est le principal des trois facteurs constitutifs de l'être humain.

D'essence purement immatérielle, elle est essentiellement constituée par deux facultés d'ordre supérieur : la faculté d'*aimer* et la faculté de *vouloir*.

Cœur et *volonté*, tels sont les deux pivots autour desquels gravitent tous les éléments encore mystérieux de l'être moral ; tels sont les deux moteurs qui poussent l'homme sur tous les théâtres où s'exerce son activité.

L'âme constitue essentiellement le *moi* qui fait la personnalité humaine. Inaccessible à tous les agents d'ordre matériel, elle défie le despotisme sous toutes ses formes. Aucune puissance au monde ne peut forcer un homme à *aimer* malgré lui, à *vouloir* malgré lui. Forteresse inviolable au sein de laquelle s'abrite la liberté humaine, l'âme est placée par le Créateur au centre du cerveau, dans des conditions telles qu'une force matérielle ne pourrait violer son domicile sans détruire l'existence même de l'individu.

De cette liberté assurée par le Créateur découle pour l'homme la responsabilité de ses sentiments et de ses actes.

§ II

Aimer et *vouloir* : ces deux facultés primordiales existent à l'état de germe chez tous les animaux, dans toute la série zoologique.

Appliquées instinctivement à tous les degrés de l'échelle animale, elles se dirigent d'elles-mêmes vers l'accomplissement des deux grandes fonctions naturelles : conservation de l'individu et reproduction de l'espèce.

C'est surtout dans l'exercice de ces deux fonctions que l'on voit jusqu'où peuvent aller les facultés d'aimer et de vouloir chez les animaux.

La lionne, la louve, la tigresse, s'oublient elles-mêmes lorsqu'il s'agit d'aller chercher la nourriture pour les petits qui ont faim.

D'un bout à l'autre de l'échelle animale c'est partout la même sollicitude maternelle pour la progéniture, c'est la même ardeur du père et de la mère à défendre les petits menacés.

J'ai vu, de mes yeux vu, une faible poule mettre en fuite un chien de forte taille, et méchant.

Ces deux facultés sont plus ou moins développées suivant les races, les espèces, les individus, et s'exercent même en dehors de l'attraction familiale. C'est ainsi que le chien s'attache à l'homme au point de sacrifier sa vie à le défendre. On en a vu à la mort d'un maître chéri refuser toute nourriture, et se laisser mourir d'inanition sur sa tombe.

§ III

Ce sont ces deux facultés qui, bien développées et bien dirigées, donnent la supériorité aux hommes, aux femmes, aux familles, aux nations. Aussi l'art de l'éducateur doit s'appliquer dès la première heure à ce développement et à cette direction. Il faut que l'*éducation morale* commencée sur les genoux de la mère, soit continuée dans la même voie par le professeur à l'école primaire, à l'école secondaire, à l'école supérieure, à l'école professionnelle, partout où l'on apprend. Car toute la vie de l'homme est là. Elle doit toute se dérouler entre l'idéal du corps qui l'appelle vers le plaisir, et le conduit à la dégradation ; et l'idéal de l'âme qui l'appelle vers le devoir, et le conduit à la dignité, à l'élévation. C'est à l'éducateur à le démontrer à ses élèves à chaque instant par des exemples appropriés.

Cela se fait-il en France ? hélas ! non.

Malheur aux parents qui n'auront mis dans l'esprit de leurs enfants que l'idée de fortune, et dans leur cœur que l'amour du plaisir et de l'argent. Malheur aux enfants dont le cœur n'aura pas reçu l'éducation morale, ou l'aura dédaignée. C'est parmi ces pauvres déshérités que se trouvent les assassins de 15 à 18 ans, les traîtres à leur patrie, les anarchistes qui rêvent la destruction, etc.

Je préfère infiniment le jeune homme qui aime trop, qui aime beaucoup trop, jusqu'à faire des sottises, à celui qui n'aime pas du tout : le cœur du premier possède en lui-même son correctif naturel ; de l'autre il n'y a rien à attendre. Si, par extraordinaire, il n'est pas nuisible à l'ordre social, tout au moins il sera pour la société un être inutile.

§ IV

Mais en quoi consiste l'*éducation morale ?*

Voyez cette jeune mère qui veille auprès d'un berceau, de ce sanctuaire de la famille approchons... tout doucement... sur la pointe des pieds... il dort le petit enfant... autour de lui les anges veillent... Mais un léger mouvement se produit... de petits doigts se remuent... C'est le moment... la mère se rapproche... elle s'incline... les paupières du chérubin s'entr'ouvrent, et laissent passer un regard doux comme du velours, tiède comme un rayon d'aurore au printemps... Ce premier regard apporte avec lui une âme naissante, comme le premier rayon du soleil porte avec lui la douce chaleur qui va entr'ouvrir le calice de la fleur. Ce regard de l'enfant va se perdre dans celui de la mère qui l'attend... Alors l'âme de la mère tressaille d'émotion ; de ses yeux se dégagent des effluves qui, pénétrant dans les yeux de l'enfant, vont éveiller son âme endormie... Sous ces effluves le petit cœur se dilate, et en guise de réponse fait éclore son premier sourire.

O froide analyse des sciences positives, devant l'âme qui naît, devant le cœur qui, pour la première fois s'entr'ouvre, devant le premier sourire de l'enfant, admire, et tais-toi. Contente-toi de dire : Que l'homme est petit ! et que tu es grand, que tu es bon, ô mon Dieu !

Telle est l'ouverture du grand cours d'éducation morale : Commencé au berceau et sur les genoux de la mère, continué à l'Eglise ou au temple, et sur les bancs de toutes les écoles, ce cours ne doit se terminer que le jour où le jeune homme sera parvenu à son complet développement, et où le mariage l'élèvera à la dignité de chef d'une nouvelle famille. Alors pour lui sonnera l'heure où l'élève doit à son tour devenir professeur.

§ V

Dans toute société régulière il est une institution spécialement destinée au développement de l'âme, et à la direction de ses facultés : c'est la *Religion*.

Le Créateur est *parfait*, par conséquent *immuable*, en dehors de lui tout est sujet au changement.

Les sociétés se modifient, ainsi que leurs institutions, les religions sont aussi soumises à la grande loi de l'*évolution*.

L'histoire universelle nous apprend que la religion a été chez tous les peuples anciens, qu'elle est aujourd'hui, et la raison ajoute qu'elle sera toujours le grand facteur de la civilisation. C'est elle qui fait le moral de l'homme et par suite la famille, la Patrie, la Civilisation.

Faire l'historique des religions ne serait pas sans intérêt, ni peut-être sans profit, mais dans un livre comme celui-ci nous devons nous borner à dire que les religions anciennes, toutes inspirées par l'idéal du corps, ont abouti à ce culte étrange dont le symbole honteux a été retrouvé sous les ruines d'Herculanum et de Pompéïe.

Pour arriver à la religion de l'âme il faut redescendre le cours des siècles jusqu'à l'avènement du Christ.

§ VI

La doctrine chrétienne est écrite tout au long dans l'Evangile, ce livre qui devrait être dans toutes les familles. Elle est concentrée par Jésus-Christ lui-même dans deux grands commandements mis à la portée de toutes les âmes et de tous les esprits.

D'abord aimer Dieu par dessus tout.

En second lieu aimer son prochain comme soi-même. Aimer, encore aimer, toujours aimer. C'est bien là la religion du cœur.

Douce loi qui fait du noble sentiment de reconnaissance le premier des devoirs.

Le Créateur en sortant l'homme du néant lui a donné un corps faible et mortel, ainsi que l'est tout corps organique. Mais dans cet organisme si frêle qu'il serait impuissant à lutter contre un grand nombre d'animaux, il a déposé une parcelle de sa toute-puissance, sous la forme de germe de facultés intellectuelles et morales capables de dominer et d'asservir la matière, d'élever et de grandir de plus en plus l'humanité. Cette élévation et cette grandeur progressives peuvent lui donner le bonheur sous ses trois formes : morale, intellectuelle et matérielle, en lui faisant gravir des sommets éblouissants; en faisant de l'homme un véritable coopérateur de la Création.

Quels que soient les sentiments de gratitude de la créature pour un si généreux Créateur, sa reconnaissance s'approchera-t-elle jamais des bienfaits reçus !

A lui donc tout d'abord notre amour, notre culte et notre adoration. C'est la première loi.

§ VII

La seconde loi est pour la Créature : « Aimer son prochain comme soi-même » et le prouver d'abord en ne lui faisant aucun mal, « en ne lui faisant pas ce que nous ne voudrions pas qu'il nous fût fait », et de plus en lui faisant du bien, « en lui faisant comme nous désirerions qu'il nous fût fait ».

Socialistes de tous les temps et de tous les lieux, réfléchissez à ces deux lois. Dans leur modeste simplicité elles recèlent la solution si complexe de la grande question sociale. Je vous défie de la trouver ailleurs.

Cette seconde loi d'amour est la condamnation pure et simple de l'égoïsme individuel et collectif, de l'exploitation de l'homme par l'homme à tous les degrés.

C'est la condamnation des sentiments de haine et de vengeance, et par suite de la *guerre* en dehors du cas de légitime défense. Dès lors, c'est la glorification du grand cœur couronné qui a pris la noble initiative de la conférence de La Haye. C'est l'approbation élogieuse des gouvernements honnêtes et loyaux qui l'ont franchement suivi dans cette voie pacifique et humanitaire; c'est la flétrissure des deux gouvernements dont l'ambition égoïste et barbare a maintenu sur terre ce fléau brutal de la destruction humaine.

« Celui qui se servira de l'épée périra par l'épée », a dit l'Evangile. L'expiation arrivera donc pour les deux grands coupables. Elle arrivera certainement, dût-elle tomber directement du Ciel.

§ VIII

Ce sont ces deux lois d'amour qui doivent inspirer les représentants de la religion dans l'exercice de leur noble apostolat; ce sont elles qui doivent inspirer les représentants de l'Etat dans tous leurs actes en deça et au delà des frontières; ce sont elles qui doivent inspirer tous les Français dans leur conduite privée et publique; enfin ce sont elles qui doivent inspirer tous les sentiments et tous les actes humains d'une extrémité à l'autre de la terre; car ce sont ces deux lois d'amour qui guident les peuples vers la Fraternité, vers l'Egalité, vers la Liberté; ce sont elles qui un jour ou l'autre feront de toutes les nations du monde une seule famille.

En voyant les angoisses du Calvaire voulues et souffertes par amour de l'humanité; en voyant cette sublime doctrine qui a brisé les chaînes dans lesquelles l'idéal du corps retenait l'humanité captive, tout homme qui a un esprit pour raisonner et un cœur pour aimer, se voit forcé de dire : Ce Jésus mort pour nous sur le Golgotha, ce législateur à nul autre pareil, dont la loi paternelle nous arrache à la boue de la matière pour nous donner en échange la dignité et la grandeur morale, est bien pour nous un Dieu sauveur!

l'homme-Dieu ! et c'est à deux genoux que poussés par la reconnaissance et l'amour, nous devons nous prosterner devant la croix...

§ IX

Les fiancés et les jeunes époux qui ont eu le bonheur inappréciable d'être élevés au sein d'une famille chrétienne, ont puisé dans ce milieu essentiellement hygiénique et fortifiant les plus solides éléments de bonheur. Qu'ils en remercient les auteurs de leurs jours avec une effusion de cœur bien sentie car de tous les bienfaits de l'éducation, celui-là est vraiment le meilleur.

Quant à ceux qui ont été privés de ce bonheur, mais qui ont assez de cœur et assez d'esprit pour être soucieux de l'avenir de leur famille et de leur Patrie, ils s'inspireront de ces principes religieux qui sont en harmonie complète avec la *Nature* et la *Science* que nous avons prises au début de ce livre comme nos deux seuls inspirateurs.

Les nobles sentiments qui s'en dégagent passeront dans leurs âmes qui s'en imprégneront, dont ils deviendront partie constitutive tout comme la nourriture matérielle devient partie constitutive de leur corps. Inspirés par eux ils ouvriront largement leurs cœurs aux pures affections de la famille. Mieux que par le passé ils aimeront leur père, leur mère, leurs frères, leurs sœurs ; ils auront des prévenances pleines de délicatesse, — j'allais dire de gâteries, — pour leurs grands-parents, s'ils ont encore le bonheur de les posséder.

Leurs amours pures et chrétiennes côtoieront sans en recevoir d'éclaboussure, les amours immorales inspirées par l'idéal du corps. Leurs cœurs essentiellement aimants, à l'étroit dans l'enceinte restreinte de la famille, s'intéresseront au village, à la cité, au département ; sans jamais devenir des *Politiciens*, ils prendront leur envolée jusqu'à la frontière. En deçà des frontières ils s'efforceront de faire régner les idées de *Justice affectueuse ;* au delà des frontières, si leur action va jusque-là, ils pousseront à la *Justice bienveillante ;* enfin avec les ennemis de leur Patrie, de la France, ils observeront la *Justice prudente ;* mais partout et toujours leurs sentiments et leurs actes seront frappés au cachet de la *Justice.*

La Patrie n'est autre chose que la famille agrandie. Ils l'aimeront, cette chère patrie, cette chère France, comme on aime sa mère ; ils la défendront au besoin tout comme ils défendraient leur mère si on l'attaquait.

Toutefois le cœur chrétien étant essentiellement juste et honnête, ils voudront toujours leur patrie juste et honnête, et jamais sous aucun prétexte ils ne soutiendront une injustice et surtout une trahison.

Le jeune homme est généralement confiant : qu'il ne le soit pas trop. En principe il doit se méfier de toutes les *sociétés secrètes*, même sans les connaître, uniquement parce qu'elles sont *secrètes*.

En un mot les fiancés et les jeunes époux s'efforceront de posséder eux-mêmes les qualités morales qu'ils désirent voir un jour chez leurs enfants. Et qu'ils soient bien convaincus que ce sont ces qualités morales qui constitueront le piédestal sur lequel ils élèveront la dignité, la grandeur, la supériorité naturelle de leur famille, de leur Patrie, de leur race.

CHAPITRE V

Esprit ou Intelligence.

§ I

L'Esprit ou Intelligence est le flambeau que le Créateur a donné à l'homme pour l'éclairer dans les mystères de la vie.

Il existe à l'état de germe plus ou moins apparent chez tous les animaux de la Création pour lesquels il reçoit de préférence le nom d'*intelligence* ou d'*instinct* pour ne pas le confondre avec l'esprit humain.

La nature, en effet, ne va pas par soubresauts : procéder par gradation, telle est sa loi pour les individus et pour les espèces.

Le chien, ce fidèle ami de l'homme, dont nous avons déjà mentionné les précieuses qualités du cœur, possède aussi celles de l'intelligence à un degré remarquable.

Le singe possède un instinct d'imitation plus ou moins bien raisonné. Et le cheval ? voyez comme les écuyers le dressent, dans

3.

les cirques, à l'Hippodrome. Et l'âne? ce pauvre déshérité, dont la fable du roi Midas a mis en relief les longues oreilles. Que de services il rend à la classe pauvre ; et au lieu de développer avec logique son intelligence native et ses précieuses qualités de sobriété et d'endurance, ce modeste cheval du pauvre ne reçoit le plus souvent qu'une nourriture insuffisante et des horions.

D'une manière générale, nous pouvons dire que la plupart des animaux sont doués d'une intelligence plus ou moins prononcée, que l'homme peut augmenter par des exercices spéciaux d'éducation bien entendue, et dont il peut tirer parti. Tout porte à croire que par une éducation logique et de longue haleine, il pourrait arriver à domestiquer quelques-uns des fauves qui, encore aujourd'hui, portent la terreur partout où ils passent, tels que le lion, etc.

§ II

Mais c'est dans l'humanité qu'il faut observer l'Esprit. Sa lumière, simple lueur chez l'homme primitif et sans instruction, devient communément une belle clarté chez l'homme instruit des nations civilisées ; et parfois, de loin en loin, elle étonne le monde par les rayons éblouissants qui s'échappent de l'homme de génie.

L'Esprit, tout comme ses deux congénères, l'âme et le corps, est éminemment perfectible. Oh ! il n'a pas été lourd, le bagage intellectuel laissé à sa mort par le premier homme. Mais à ce léger héritage primitif sont venus s'adjoindre tous ceux qui ont été laissés par les générations successives. Leur ensemble forme aujourd'hui un vrai trésor connu sous le nom de *Science*. C'est là le patrimoine intellectuel laissé à l'humanité par les générations passées et que nous devons, à notre tour, transmettre à nos descendants, en l'augmentant selon nos forces. C'est au grand réservoir scientifique que tous les éducateurs, quels qu'ils soient, doivent puiser les éléments de l'instruction pour activer et centupler les forces de l'Esprit.

Le voile dont la nature recouvre les fonctions si délicates de l'Esprit est encore bien épais; néanmoins, certains coins ont été soulevés et permettent à l'observateur de glisser un regard curieux, mais non indiscret, dans ce monde inconnu.

§ III

Ainsi, un bruit se produit-il? Supposons un coup de canon parti à certaine distance.

Les molécules gazeuses qui constituent l'air ambiant, ébranlées par l'explosion, entrent en vibration. Des ondes gazeuses sonores vont dans toutes les directions, tout comme les ondes aquatiques lorsqu'une grosse pierre tombe dans une eau tranquille. Ces ondes sonores s'avancent avec une vitesse de 334 mètres par seconde, et sont recueillies par le pavillon de l'oreille qui les dirige vers le conduit auditif. Après avoir parcouru l'oreille interne, elles vont frapper le nerf acoustique qui les transmet au cerveau ; là il les dépose comme éléments bruts, comme matières premières à la *substance grise des couches optiques et des corps striés*.

Ce n'est là qu'une *sensation*, simple matière première apportée d'une des cinq régions de la matière par l'un des cinq organes des sens, l'*ouïe*. Mais les quatre autres, la *vue*, l'*odorat*, le *goût* et le *toucher*, jouent un rôle analogue ; de sorte que toutes les sensations ont leur source dans le monde matériel, sont transmises par les cinq organes des sens directement au cerveau, et déposées à la substance grise des couches optiques et des corps striés.

Alors se produit un phénomène étrange. Certaines cellules de cette substance grise, excitées par la sensation qui leur arrive du monde extérieur, entrent en vibration, et prennent au sang qui les imprègne de l'oxygène qui, par une action spéciale quasi-comburante, donne naissance à la lumière de la pensée. A la clarté de cette lumière la sensation est décomposée en deux parties : l'*impression* d'origine matérielle, et la *perception* de nature immatérielle. Alors se forme l'*idée*.

De plus cet oxygène modifie la constitution même de ces cellules, en incrustant pour ainsi dire dans ces cellules elles-mêmes cette perception qui, dès lors, fait partie intégrante des cellules. C'est là ce qui constitue l'*enregistrement de la perception*. A partir de ce moment, un simple appel de la volonté suffit à la faire reparaître grâce à une précieuse faculté de l'esprit qu'on nomme la *Mémoire*. Parfois même elle reparaît d'elle-même, et se présente à l'esprit comme pour lui dire : tu sais ? je suis là : utilise-moi. C'est la *réminiscence*.

Ces phénomènes et ces facultés conduisent tous à la *Pensée* ou en dérivent.

§ IV

La Pensée !... monde mysterieux dont l'homme jamais ne sondera la profondeur, dont jamais il n'atteindra le dernier sommet.

Fée merveilleuse dont le pouvoir magique

se manifeste partout ; que rien n'arrête : ni l'obscurité de la nuit, ni l'éblouissement du soleil ; ni la glace qui fige, ni la chaleur qui vaporise ; ni les horreurs de l'anthropophagie, ni les splendeurs de la civilisation ; pour laquelle il n'est pas de distance ; qui touche à tout, qui domine tout, qui donne la vie à la matière, et la rappelle jusque dans la mort.

Rayon directement émané de la lumière, créatrice, apportant avec lui une parcelle de sa toute-puissance ; qui, non content de tout éclairer à la surface de la terre, d'en sonder les abîmes, d'en percer les montagnes, s'en va scruter les profondeurs des mers, interroger les mondes inconnus qui gravitent dans l'espace, où la main prodigue du Créateur les a semés, comme la main de l'enfant sème les grains de sable ; et parvient avec une précision mathématique à prédire leur apparition aux faibles regards de l'homme à jour et à heures fixes ; qui depuis plus d'un siècle permet à l'homme de quitter la terre pour s'élever dans les airs ; qui vient enfin en 1871 de lui montrer le moyen d'obtenir *le point d'appui à volonté* sur les molécules essentiellement légères et fugitives de l'air ambiant, de faire en grand pour la navigation aérienne, ce que l'aile fait en petit pour le vol de l'oiseau et de l'insecte, qui par suite vient de lui ouvrir largement les portes du grand domaine aérien, en lui permettant de s'y diriger en toute sécurité et à volonté dans tous les sens ; n'attendant pour que cette sœur cadette de la navigation maritime fasse son entrée triomphale dans le monde qu'un gouvernement français à la hauteur de sa mission, ou tout au moins un homme de tête, de cœur et de bourse, ami sincère de la France, qui veuille et qui puisse mettre cet engin à nul autre pareil, au service exclusif de la Justice et de la Civilisation chrétienne.

Enfin, l'un des trois grands facteurs du progrès qui permettent à l'homme de grandir et de s'élever tout à la fois *intellectuellement*, *moralement*, *physiquement* et *socialement*, en diminuant un peu chaque jour la distance infinie qui le sépare de la perfection créatrice.

§ V

Les facultés de l'Esprit sont essentiellement délicates et veulent être développées avec sagacité.

Rien n'est difficile comme de bien élever un enfant. L'art de l'éducateur ne doit pas se borner, ainsi qu'on le croit généralement, à inculquer dans l'esprit de l'élève certaines connaissances répondant à certains programmes d'examen. L'enfant étant composé de trois parties distinctes, un corps, une âme et un esprit, l'éducateur doit se préoccuper tout à la fois de ces trois facteurs, et donner à chacun d'eux le développement progressif qui lui revient, tout en conservant le juste équilibre de l'ensemble.

C'est ce qui n'a pas lieu aujourd'hui dans l'enseignement. L'Université exerce la mémoire jusqu'au surmenage et laisse dans l'ombre le raisonnement et le jugement qui s'étiolent.

Le *cœur* et la *volonté*, ces deux grandes facultés de l'âme, et l'idée religieuse, ce phare préservatif du naufrage, qu'en fait-on ? Quant au corps nous avons déjà vu combien son éducation reste en arrière de celle des autres pays.

Dans ces conditions déplorables l'Université a donc à faire des réformes essentielles, pour ne pas dire une refonte générale de ses programmes et de sa pédagogie : sans quoi ses lycées qui ont déjà bien peu d'élèves vont devenir complètement déserts.

Le désarroi est aussi dans l'enseignement médical français, et tout porte à croire que cette maladie n'est pas seulement à la faculté de médecine.

Où est le grand cœur, le grand esprit, le grand Français capable d'opérer une si belle transformation, si nécessaire et si pressante ?

Ombre de Jules Simon, pourrais-tu nous le dire ?

Elever le niveau intellectuel d'une nation, c'est augmenter la puissance d'une des trois bases sur lesquelles repose la prospérité et la grandeur de cette nation.

Les fiancés et les jeunes ménages favoriseront donc le développement intellectuel, en même temps que le développement moral et physique chez eux et dans leur patrie, afin de donner à la France des enfants d'élite, dont son instruction publique à un si pressant besoin.

CHAPITRE VI

Les deux machines. Théorie de l'âme

§ I

Il se trouvait à l'Exposition Universelle de Paris en 1900 deux belles machines séparées et distinctes mais concourant au même but : l'une, celle de M. Darblay, fabricant de papier à Essonnes, prend le bois tel qu'il vient de la forêt, le soumet au jeu occulte de ses divers rouages, et finalement fait sortir le bois à l'état de papier ; l'autre, celle de M. Marinoni, prend ce papier, lui fait subir une série d'opérations nouvelles, et finalement au sortir de ses presses rotatives le bois est devenu un beau journal illustré avec dessins en plusieurs couleurs.

Quelque chose d'analogue se produit dans le cerveau humain.

§ II

Les sensations arrivent au cerveau à l'état brut, à l'état de matière première, tout comme le bois de la forêt à la machine Darblay : là elles sont soumises à l'action mystérieuse de deux machines occultes et distinctes : l'une récèle les facultés intellectuelles, l'autre protège matériellement les facultés morales.

La première, celle de l'Esprit, décompose la *sensation* en deux parties : l'*impression* et la *perception*, en faisant jaillir la lumière de la *pensée*. Celle-ci à son tour en extrait l'idée.

Cette idée tout d'abord est examinée sommairement et après une série très courte d'ordinaire et très rapide d'opérations spéciales, est rangée parmi les idées utiles ou inutiles, intéressant quelqu'un ou quelque chose ou ne pouvant avoir aucun intérêt.

Celles qui au premier abord paraissent n'avoir aucun intérêt sont complètement délaissées. Quant aux autres elles sont parfois utilisées immédiatement ; le plus souvent, grâce à la faculté d'attention, elles sont examinées, étudiées, comparées, analysées, jugées. Dans ces opérations diverses interviennent toutes les facultés intellectuelles, qui, stimulées principalement par *l'imagination* cette folle du logis toujours en mouvement, développent la série des phénomènes qui constituent le raisonnement.

L'action simultanée de toutes les facultés intellectuelles converge vers un but unique, toujours le même : comprendre et expliquer ; en un mot *éclairer*.

Telle est l'œuvre bien nette de la première machine, alors commence le rôle de la seconde.

§ III

On peut se faire une idée de l'âme en la considérant comme une machine *Magnéto-électrique*, dans laquelle l'aimant serait remplacé par la faculté d'aimer, qui est bien en réalité un véritable aimant naturel.

Dans le *Champ magnétique naturel* qui la constitue l'âme plus ou moins bien éclairée par l'Esprit, met en action sa faculté d'aimer. Celle-ci par sa seule présence donne naissance à des forces spéciales agissant en sens contraire sous forme de courants d'attraction ou de répulsion. Ce sont les plus forts de ces courants qui l'emportent, et produisent la *détermination*. Alors sous l'influence de la détermination la *Dynamo psychique* convertit l'énergie qu'elle prend sous la forme de *courants affectifs*, en énergie sous forme de *courants volontaires* ; absolument comme la dynamo industrielle prend l'énergie sous forme de courants électriques, et la convertit en énergie sous la forme de mouvement mécanique, et vice versa.

Le cœur est alors transformé en volonté.

§ IV

Les éléments de ces courants agissant en sens contraire sont fournis à la dynamo psychique par l'idéal du corps et par l'idéal de l'âme, ces deux ressorts de l'énergie vitale.

L'Esprit se borne à éclairer l'âme, et n'a aucune action directe ni sur la formation, ni sur la nature de ces courants qui dépendent exclusivement de l'idéal du corps et de l'idéal de l'âme, de l'impulsion de la matière, et de l'impulsion de l'immatériel.

L'intensité de ce champ magnétique varie suivant les individus, suivant la nature des sentiments qui s'y développent, etc., etc. Très légers pour les sentiments modérés de la vie ordinaire, ces courants peuvent devenir très puissants lorsqu'ils répondent à certains sentiments tels que la colère, l'amour, la haine, l'ambition, l'orgueil, la frayeur.

C'est de cette seconde machine que sortent

les résolutions individuelles et collectives, les œuvres sociales, les œuvres humaines : tantôt bonnes, tantôt mauvaises ; quelquefois merveilleuses, parfois horribles ; et que l'on peut ranger d'une manière générale en deux catégories : celles qui répondent à l'idéal du corps qui est le *Plaisir* ; et celles qui répondent à l'idéal de l'âme qui est le *Devoir*.

§ V

Pour que les deux machines industrielles remplissent bien leur tâche, il faut que chacun de leurs rouages soit dans de bonnes conditions. De même pour que l'Esprit et l'âme remplissent bien la grande, la magnifique mission à laquelle les convie le Créateur, il faut que chacune de leurs facultés soit dans de bonnes conditions. Qu'une tare héréditaire ou acquise vienne fausser ou simplement déséquilibrer l'une d'elles, c'est assez pour compromettre le résultat final. Or, nombreuses sont les causes qui produisent ces tares dans notre malheureuse société.

Que nous le comprenions, ou que nous n'en ayons pas conscience, il n'en est pas moins vrai que chacun de nous en arrivant au monde est plus ou moins influencé par quelque tare morale, intellectuelle ou physique, déclarée chez un ou plusieurs de ses ancêtres, et plus ou moins atténuée par d'autres générations.

Les fiancés et les jeunes époux chercheront dès lors à supprimer chez leurs enfants les mauvaises tendances qui leur ont été transmises à eux-mêmes par leurs ancêtres. Ils y arriveront en prenant pour devise le *Devoir*, et en évitant soigneusement les causes nuisibles que nous énumérons au chapitre X.

CHAPITRE VII

Visage : Physionomie.

§ I

Nous avons maintenant une connaissance sommaire des trois facteurs constitutifs de l'homme : le corps, l'âme, l'Esprit. Il nous reste à dire quelques mots de son *Visage*.

Le visage de l'homme est le miroir qui reflète ses pensées et ses sentiments.

Ce sont les pensées dominantes de l'Esprit qui éclairent le Visage ; ce sont les sentiments dominants de l'âme qui l'animent. Ces deux actions distinctes se confondent en un reflet commun qu'on nomme la Physionomie.

§ II

La beauté humaine ne réside pas dans la régularité des lignes du visage. Des traits d'une régularité parfaite non éclairés par les rayons de l'Esprit, non animés par les sentiments de l'âme, font de l'homme et de la femme une belle statue : rien de plus.

Mirabeau avait le visage réellement laid : la variole l'avait recouvert de cicatrices qui le défiguraient. Mais lorsque ses yeux, illuminés par son grand esprit, lançaient des éclairs ; lorsque son âme tumultueusement agitée par les nobles sentiments de patriotisme et d'indépendance, se révoltait contre la tyrannie, et traduisait son indignation par l'énergie d'un langage en harmonie avec la virilité de ses sentiments, il paraît qu'il se transfigurait au point de devenir réellement beau.

Par contre les instincts et les sentiments bas et cruels, coïncidant avec une absence plus ou moins complète d'instruction et d'éducation morale, doit nécessairement produire une physionomie repoussante, comme nous en voyons certains échantillons chez les anthropophages, dont les voyageurs nous donnent les portraits, chez certains criminels, etc., etc.

Lorsque l'idéal de l'esprit est distingué, et parfaitement d'accord avec un noble idéal de l'âme, il se produit dans la physionomie un je ne sais quoi d'indescriptible, un je ne sais quel reflet de beauté interne qui, de prime abord, excite la sympathie, parfois l'admiration, et dans des cas spéciaux l'Amour.

§ III

Tous les animaux ont une physionomie en harmonie avec leurs instincts et leur manière de vivre.

C'est ainsi que le Lion offre dans son regard fier et superbe, dans l'ensemble de ses traits, comme dans sa démarche, quelque chose de majestueux. Il s'élance sur sa proie, et la dévore, parce qu'il a faim. En dehors de cela il n'est pas méchant.

La hyène au contraire a dans son regard faux et fuyant, dans son attitude basse, quelque chose de repoussant qui indique la bête fauve n'osant pas attaquer son ennemi en face, et préférant aller la nuit dans les cimetières déterrer les morts.

De tous les animaux, celui dont la physionomie éminemment sympathique décèle le mieux les qualités du cœur, et de l'intelligence, c'est le chien ; et toutes les variétés de cette race canine réellement précieuse sont logées à même enseigne, mais à des degrés différents. Je ne connais qu'une exception à cette règle ; et je me demande quelle éducation contre nature les Anglais ont pu donner à cet ami de l'homme, si bon, si doux, si caressant, si aimable, pour en faire cette affreuse bête qu'on nomme *Bouledogue...* Puissantes mâchoires... crocs d'une longueur et d'une épaisseur démesurées... jambes trappues... instincts féroces... Oh ! c'est bien là l'idéal de cette égoïste et vorace Angleterre qui vient de refuser l'*arbitrage à la conférence de La Haye*, pour aller voler les mines d'or du Transvaal, assassiner chez eux les honnêtes et braves Boers, incendier leurs fermes, déporter leurs femmes et leurs filles, et les forcer à mourir de faim, ou à se prostituer aux bras de leurs bourreaux... Quelle infâmie !...

Et cela en face des Etats-Unis d'Amérique dont le chef semble oublier l'histoire de son pays ; et devant les gouvernements officiels du monde entier, qui, foulant aux pieds les notions élémentaires de l'humanité, de la justice et de la solidarité, ne se soulèvent pas tous comme un seul homme devant toutes ces atrocités.

§ IV

Ah ! elle n'est pas belle la physionomie du XIXe siècle qui s'en va. En entrant dans le domaine de l'histoire, que dira-t-elle ?

Certes les conquêtes de l'esprit humain dans le domaine des sciences physiques ne sont pas sans lui donner certain éclat. Mais qu'a-t-il été fait dans le domaine des sciences morales ? Au souffle de démoralisation que l'idéal du corps répand aujourd'hui partout, et surtout sur notre pauvre France, elles ont nettement reculé, et le XXe siècle commence dans des conditions déplorables. La force prime le droit ; l'astuce souterraine et occulte sape les fondements ; la religion du Christ est dénaturée et foulée aux pieds ; l'idéal du corps qu'elle a combattu et repoussé en partie pendant près de deux mille ans revient affermir son empire sur la terre ; de tous les malheurs qui peuvent accabler l'humanité, celui-là est le plus terrible car la civilisation elle-même peut sombrer. Il est plus que temps de s'arrêter dans cette voie éminemment périlleuse.

§ V

Le domaine religieux et le domaine politique sont assez généralement inhospitaliers aux profanes tels que moi. N'étant pas obligé d'en franchir le seuil, je m'arrêterai donc à la porte.

Toutefois si dans un cas de maladie grave le médecin connaît un remède capable de la guérir, son devoir n'est-il pas de le signaler ? C'est à ce point de vue que très humblement je me décide à proposer le mien.

« Pour sauver la civilisation chrétienne compromise il faut remonter à la source pure de la religion du Christ.

« Pour rendre à la France sa prospérité et sa grandeur perdues, il faut rétablir l'entente entre l'Eglise réellement chrétienne et l'Etat reellement chrétien.

« Pour obtenir ce résultat, un *concordat nouveau* s'impose, en harmonie avec la science moderne, et accepté après délibération par les deux parties au lieu d'être imposé par l'une d'elles.

« Pour instituer ce concordat de sauvetage il faut, sans perdre de temps, faire appel au grand cœur et au grand esprit qui distinguent Léon XIII, le digne chef de la chrétienté. »

Alors, et seulement alors, la physionomie du XXe siècle pourra devenir réellement belle pour le monde en général et pour la France en particulier.

Alors, et seulement alors, la physionomie de l'Eglise, ce grand porte-voix séculaire de l'idéal de l'âme, trouvera dans les rayons de la science le reflet qui convient à sa grandeur, à sa beauté, aux splendeurs de la civilisation chrétienne.

Jusque-là les nuages qui obscurcissent notre horizon en deçà et au-delà de nos frontières ne peuvent que nous prédire des orages et des tempêtes, et préparer un cyclone social digne des pires époques de la Barbarie.

CHAPITRE VIII

Mariage.

§ I

Nous voici arrivés au grand jour du mariage.

Dans une enceinte plus ou moins solennelle et plus ou moins sympathique, au nom de l'Etat l'officier civil a dit aux deux fiancés : « Vous êtes unis ». Au nom de Dieu le ministre de la religion leur a dit : « Vous êtes unis ». Union des corps, union des âmes.

Avec ces deux ailes nos deux ramiers se sont envolés.

§ II

Fusionner deux âmes, deux esprits, et deux corps... De cette union intime faire sortir un petit être nouveau... L'homme et la femme devenus ensemble créateurs. Ce petit être nouvellement éclos, portant dans son extrême faiblesse l'avenir de la famille, l'avenir de la Patrie, l'avenir de la civilisation... *et ce triple avenir, pouvoir à volonté le rendre beau, grand, merveilleux*... Quel rêve!... et cependant tel est en réalité le rôle des nouveaux époux, telle est leur puissance dans la fonction naturelle de la reproduction de l'espèce.

Il faut qu'ils le sachent; il faut qu'ils le comprennent bien; il faut que les éducateurs dans la Patrie, que les Penseurs dans l'humanité, en deviennent les apôtres... Dieu le veut!... L'amélioration de l'enfant, la grandeur de la Patrie, le bonheur de l'humanité sont là...

§ III

L'homme formé de trois facteurs a été ballotté d'âge en âge au gré de la prépondérance de deux d'entre eux. D'abord le *corps* lui a imposé la satisfaction de ses besoins et de ses plaisirs, comme unique idéal. Plus tard l'âme indignée s'est révoltée, et sans poids ni mesures l'a parfois violemment entraîné en sens contraire, vers l'*ascétisme*, vers le *fanatisme*.

Pendant ces deux phases de l'existence humaine, l'Esprit se bornait à les éclairer l'un et l'autre de sa lumière bien faible encore mais progressive, qui peu à peu est arrivée à constituer le flambeau lumineux de la science moderne.

La science, jusqu'ici a servi efficacement l'industrie, mais pour l'homme lui-même, en dehors de la connaissance de son corps, elle paraît avoir joué un simple rôle de comparse : cependant au commencement de ce siècle, et dans l'état social exceptionnel dans lequel nous nous trouvons, elle éprouve le besoin d'entrer en scène. Forte de la clarté que la vérité officiellement constatée lui donne, elle a conscience qu'elle peut devenir utile à l'homme par son alliance raisonnée avec la doctrine chrétienne.

Arrière, Cléopâtre sensuelle et vénale... Disparais dans la nuit avec l'idéal du Corps qui te fit naître... Vois l'astre radieux qui se lève à l'horizon... Voici venir la vierge chrétienne appuyée sur la Science... Son amour pur, religieux et éclairé apporte au monde l'amélioration de l'enfant et de la famille, la grandeur de la Patrie, le bonheur de l'humanité.

Une ère nouvelle va commencer.

CHAPITRE IX

Enfants robustes ou chétifs.

§ I

Jusqu'ici le fiancé était encore seul : il ne le sera plus désormais. Dès lors c'est aux deux époux que je dois m'adresser en répondant point par point aux cinq interrogations par lesquelles débute ce livre ?

Pourquoi le médecin accoucheur observe-t-il des enfants qui viennent au monde avec une constitution des plus robustes, et d'autres qui arrivent frêles et chétifs ?

Si des enfants arrivent au monde forts et robustes, c'est parce que au moment de la procréation le père et la mère possédaient eux-mêmes une forte constitution, et une bonne santé ; et que dans le cours de la grossesse aucun incident fâcheux n'est venu détruire chez la mère cette belle harmonie physique.

Si les enfants viennent au monde frêles

et chétifs, c'est parce que au moment de la procréation l'un des deux époux était faible ou maladif, et peut-être l'étaient-ils l'un et l'autre ; à moins toutefois qu'un incident fâcheux, survenu pendant la grossesse, ne puisse en donner l'explication.

En principe les parents transmettront à leur enfant ce qu'ils auront eux-mêmes au moment de la procréation.

Mais il ne faut pas confondre la santé avec la constitution. Un nouveau marié, homme ou femme, peut avoir une constitution faible et délicate, et se trouver dans un état de très bonne santé au jour de son mariage. Dans ce cas il ne transmettra pas de maladie à son enfant puisqu'il n'en a pas ; mais il ne pourra pas non plus lui transmettre une constitution robuste puisqu'il ne la possède pas.

La constitution se fait lentement, très lentement. A chaque jour, chaque nuit, chaque heure, chaque minute, les phénomènes de respiration, de circulation, de nutrition, apportent à l'organisme humain des matériaux nouveaux, et lui en dérobent d'anciens qui sont plus ou moins usés. Il en résulte un mouvement de va et vient, d'acquisition et de déperdition, de force et de faiblesse et comme disent les négociants, de recettes et de dépenses.

Si dans la période de croissance, c'est-à-dire avant 25 ans, les éléments de force l'emportent, ainsi qu'ils doivent le faire, sur les éléments de faiblesse, et cela dans de sages proportions et dans de bonnes conditions, l'organisation se développe, s'améliore, la constitution se fortifie ; et si déjà les nouveaux mariés ont reçu de leurs parents une assez bonne constitution naturelle, grâce à cette amélioration ils pourront donner à leurs enfants une constitution encore plus forte, encore meilleure que la leur. Plus cette amélioration sera considérable, plus nettement elle se traduira dans la constitution de l'enfant.

Une bonne, une robuste constitution est un des dons les plus précieux que les parents puissent transmettre à leurs enfants. L'enfant qui a le bonheur de la posséder au jour de sa naissance, se trouve avoir le principal élément de santé et de longévité.

§ II

Jeunes époux, vous vous aimez et vous vous le dites ; c'est bien : mais ne vous le dites pas trop souvent. Votre langage, quelle que soit la moralité de son origine, quelle que soit la poésie de sa forme, aboutit fatalement à votre âge à un ébranlement du système nerveux qui ne saurait être trop fréquent sans danger. Ici en effet l'abus est fortement nuisible. Si la conception a lieu au moment où vous serez l'un et l'autre plus ou moins fatigués, plus ou moins épuisés, votre enfant se ressentira forcément de cet affaiblissement, de cet épuisement, quelque passager qu'il soit. Si même vous dépassez certaines limites assignées par la raison, vous pouvez donner à vos enfants des maladies que vous n'avez ni l'un ni l'autre. C'est ainsi qu'une surexcitation exagérée, trop souvent répétée, ou trop longtemps continuée, peut se traduire chez votre enfant par l'impuissance si c'est un garçon, par la frigidité si c'est une fille ; et quelquefois par la stérilité, par l'hystérie, l'épilepsie.

On dirait que dans ce cas la Nature prive l'enfant d'un plaisir tout naturel, ou lui inflige une maladie grave pour punir les parents de leurs abus, et pour démontrer clairement le principe de solidarité qui unit le père et la mère à leurs enfants et à leurs descendants.

La frigidité de la femme est beaucoup plus fréquente qu'on ne le croit. Toutefois cette tare n'empêche nullement la femme de devenir mère.

Une fois déclarée, cette tare peut être héréditaire. Je connais une famille dont trois générations consécutives — grand-mère, mère et fille — sont atteintes de frigidité complète ou à peu près complète.

La *Frigidité* et l'impuissance ne se manifestent qu'à la puberté ; mais l'abus du plaisir sexuel retentit sur l'organisme tout entier de l'enfant : il détériore sa constitution physique, il diminue en même temps ses facultés affectives, paralyse sa volonté, étend comme un brouillard plus ou moins épais sur la clarté de son esprit, et dans certains cas le conduit plus ou moins vite à l'*idiotie* ou à la *folie*.

Parmi les nombreuses manifestations morbides de l'abus du sens génésique, il en est deux qui peuvent conduire à de terribles conséquences : L'*hystérie* et l'*épilepsie*. Chez l'*hystérique* et chez l'*épileptique*, les facultés de l'Esprit sont toujours plus ou moins déséquilibrées, les facultés de l'âme plus ou moins altérées. Il en résulte des sentiments plus ou moins dénaturés, un jugement plus ou moins faux.

§ III

En général on donne au corps trop de douceurs, trop de plaisirs, et pas assez d'exercices hygiéniques et fortifiants. On dirait que toutes les ressources de la fortune et de la science doivent être dirigées vers la satisfaction non seulement de ses besoins mais du moindre de ses caprices. C'est une erreur néfaste.

Avant chaque rapprochement les jeunes époux auraient besoin de se demander s'ils se trouvent dans les conditions désirables pour la procréation d'un enfant. Cette considération les retiendrait peut-être quelquefois, elle leur imposerait sans doute quelques privations. Les enfants seraient les premiers à en bénéficier ; mais le père et la mère y gagneraient aussi.

Si vous voulez, jeunes époux, que vos enfants aient une robuste constitution, ne donnez au plaisir sexuel que ce qui lui revient légitimement, et toujours sous la direction des nobles sentiments affectifs de l'âme éclairée par le raisonnement de l'Esprit, de plus évitez les causes nuisibles indiquées au chapitre X.

§ IV

Et vous, ménages encore jeunes, qui possédez déjà un enfant, mais qui pour lui laisser une plus belle fortune, ou dans le but de diminuer pour lui et pour vous les difficultés de la vie, désirez ne pas en avoir d'autre, souvenez-vous que vous jouez là un jeu trois fois dangereux.

D'abord pour vous-mêmes qui violez ainsi tout à la fois les lois de la nature et celles de la morale. Ces lois ne sont jamais violées impunément.

En second lieu au point de vue patriotique, car pour la patrie tout enfant est une force tout à la fois physique, morale et intellectuelle. Sans doute cette force peut rester inutile, mais elle peut aussi devenir précieuse pour la collectivité.

Enfin au point de vue même de l'enfant que vous voulez éviter, car il est possible sinon probable, qu'un jour ou l'autre il arrivera contre vos désirs. Dans ce cas quel sera son moral ? Puissiez-vous n'avoir pas à verser de larmes trop amères de ce chef.

Laissez à l'égoïste Angleterre les froids calculs de son économiste Malthus. N'oubliez pas que c'est au cœur chrétien que naît la *générosité*, cette qualité éminemment française qui nous a été transmise en héritage par nos ancêtres les Gaulois dont l'enseigne portait le Coq vigilant et vaillant. Oh ! je sais que dans la pauvre société qui est la nôtre, beaucoup de personnes pensent avoir intérêt à avoir très peu d'enfants, ou à ne pas en avoir du tout, alors que c'est tout le contraire qui devrait exister. Mais je sais aussi que l'état social actuel ne sera que passager, et que restreindre les naissances c'est retarder d'autant le grand jour où notre chère France reprendra la belle place qu'elle peut et qu'elle doit occuper dans le monde, ne fût-ce que pour la Civilisation.

Il est rare que les familles n'ayant qu'un enfant soient heureuses. L'enfant unique devient nécessairement le centre des affections de toute la famille, l'objet de toute sa sollicitude : on lui prodigue les caresses, on le dorlotte, on le gâte à qui mieux mieux ; naturellement l'enfant se laisse faire, il en prend l'habitude, et peu à peu arrive le jour où il accepte tout cela comme des choses dues, et il ne saurait en être autrement. Dans ce milieu, le cœur de l'enfant ne se développe pas bien à moins d'avoir un père et une mère réellement chrétiens, chose rare, car le *chrétien* est aujourd'hui ce qu'était *l'ami* au temps du bon La Fontaine ; *rien n'est plus commun que le nom, rien n'est plus rare que la chose ;* son esprit ne prend pas la peine de se développer et il s'étiole plus ou moins, et il y a de grandes chances pour qu'il soit un jour une médiocrité pour sa famille, et un fruit sec pour la société.

Et s'il vient à mourir ? quel vide affreux !... Et que deviendra cette fortune à laquelle on a tout sacrifié ?...

Les fiancés et les jeunes ménages veilleront donc à être de judicieux distributeurs de leurs forces et ils éviteront soigneusement les causes nuisibles énumérées au chapitre suivant.

CHAPITRE X

Enfants intelligents

§ 1er

Pourquoi l'éducateur observe-t-il des enfants doués d'une intelligence native surprenante, et d'autres naturellement bornés jusqu'à l'idiotie ?

Si les enfants sont très intelligents naturellement, c'est parce que au moment de la procréation, l'esprit du père et celui de la mère étaient dans un très bel état de lucidité et que cette lucidité s'est maintenue chez la mère pendant toute sa grossesse.

Les facultés intellectuelles de l'enfant à venir, peuvent être influencées en bien ou en mal avant même sa conception, et par des causes diverses. Ces causes ont toutes leur source dans l'atavisme. Elles peuvent être engendrées directement par le père ou la mère, ou bien provenir des générations qui les ont précédés.

Commençons par celles qui proviennent des générations antérieures.

§ II.

Parmi les *causes nuisibles par anticipation* à l'esprit de l'enfant qui n'est pas encore conçu, il en est une qui domine toutes les autres : c'est le mauvais état intellectuel dont le père et la mère peuvent avoir hérité eux-mêmes de leurs ancêtres. Cette cause peut être plus ou moins sérieuse et aller jusqu'à la tare plus ou moins grave.

Cette tare dont la première assise peut remonter à un nombre plus ou moins considérable de générations, et se perdre dans la nuit des temps, a reçu à chaque génération nouvelle une augmentation ou une diminution de forces, car rien ne se perd dans la nature ; tout s'y transforme.

Ainsi l'*épilepsie* constitue une tare héréditaire : elle est toujours accompagnée d'une altération plus ou moins grave des facultés intellectuelles ou des facultés morales, et le plus souvent des deux. Elle peut être localisée sur telle ou telle faculté en en laissant d'autres complètement indemnes, et plus ou moins belles.

Supposons deux frères jumeaux atteints l'un et l'autre de cette maladie au premier degré. L'un des deux s'inspire consciencieusement de l'idéal de l'âme, du *Devoir*, et tout en suivant exactement la médication classique indiquée par son médecin, observe l'hygiène sous ses trois formes, physique, morale et intellectuelle ; s'il le fait assez longtemps avant la conception de ses enfants, ceux-ci pourront naître indemnes de cette tare, et leurs facultés rester intègres.

L'autre au contraire suit l'idéal du corps, le *Plaisir sensuel*, avec les ébranlements nerveux naturels ou contre nature qui en sont la conséquence ordinaire. Le germe morbide se trouvant dans un milieu qui le favorise se développera de plus en plus ; et tout à coup, comme un coup de foudre, et généralement la nuit, fera explosion en déterminant l'*épilepsie convulsive*, vraiment effrayante.

Les enfants qui naîtront de ce dernier père en porteront les stigmates : ils auront une altération naturelle des facultés intellectuelles ou des facultés morales, et probablement des deux. Cette altération déteindra sur leurs pensées, sur leurs sentiments, sur leurs actes.

Si ces frères jumeaux ont l'un et l'autre des enfants, et si ces enfants agissent comme ont agi leurs pères, les enfants de l'épileptique augmenteront leur tare de plus en plus, jusqu'à l'idiotie, jusqu'à la folie. Les enfants de l'autre au contraire s'en éloigneront de plus en plus.

Ces suppositions sont vraies, *toutes cho-*

ses égales d'ailleurs bien entendu ; et ce qui est vrai pour l'homme atteint d'*épilepsie*, l'est également pour la femme atteinte d'*hystérie* ou d'*épilepsie*.

§ III

A côté de cette première et très puissante *cause nuisible* qui remonte aux générations passées, il en est d'autres qui sont nuisibles aussi par anticipation, mais spéciales au père et à la mère, que le père et la mère peuvent éviter. Ce sont les *dix causes nuisibles* suivantes, qui toutes ont pour effet d'obscurcir la lumière intellectuelle de l'enfant, de paralyser l'essor de sa pensée, de mal aiguiller son raisonnement, de fausser son jugement.

1° Les *abus génésiques :* Cette cause est des plus fréquentes surtout dans les premiers temps du mariage. Elle peut produire les conséquences les plus fâcheuses sur tout l'organisme de l'enfant.

2° Les *pensées érotiques prolongées*, quelle que puisse en être l'origine : lectures pornographiques, romans lascifs, images, tableaux, statues obscènes, etc.

3° Nous ne parlerons pas dés *actes contre nature;* ils dénotent une dépravation morale dont les conséquences doivent nécessairement être désastreuses pour les parents et pour les enfants. Du reste ils sont eux-mêmes généralement l'expression d'une tare héréditaire, qui correspond à une altération spéciale localisée dans les centres nerveux soit dans la région de l'esprit, soit dans celle de l'âme, et probablement dans les deux.

4° L'*absinthe*, cette source de folie dont la production industrielle et la vente publique devraient être interdites d'une manière absolue ; car si elle peut être utile à certains points de vue, les mêmes services peuvent être rendus par des substances non dangereuses.

5° L'*alcool*, ce stimulant dont l'action se localise sur le sang qu'il échauffe, et dont il accélère la marche. Il le fait affluer au cerveau qu'il congestionne plus ou moins. Cette congestion diminue toujours la lucidité de l'esprit ; c'est là ce qui explique la disparition momentanée de la raison chez l'homme en état d'ivresse. C'est là ce qui explique l'état d'hébétude et d'idiotie que nous observons sur la physionomie de l'alcoolique de profession.

L'*alcoolisme* est devenu aujourd'hui, surtout dans les centres ouvriers, une calamité publique. Venus dans ces conditions les enfants sont réellement assassinés dans le germe, par leur père plus ou moins taré, plus ou moins débauché. Ce sont surtout ces alcooliques qui préparent ainsi, avec leurs enfants viciés dans le germe, l'abondante moisson faite par le *bacille de la tuberculose*. Et Dieu sait ce qu'il en consomme de victimes, ce bacille minotaure. Paris à lui seul lui en fournit environ 250 par semaine.

Si l'alcool, le vin, le cidre, la bière étaient nécessaires à l'homme, les ruisseaux et les rivières charrieraient de l'alcool, du vin, du cidre et de la bière, au lieu de charrier de l'eau, car le Créateur partout et toujours proportionne les ressources aux besoins de ses Créatures. La boisson qui convient le mieux à l'homme est l'eau, et lorsque l'eau est pure, ainsi que l'est généralement celle de source, elle suffit largement à tous ses besoins.

Cependant il ne faudrait rien exagérer, car le bien est à côté du mal. L'alcool, le vin, le cidre, la bière, employés judicieusement, peuvent être d'une grande utilité. S'ils deviennent nuisibles c'est parce qu'ils sont employés sans raison, ou sophistiqués. Leur usage et leur abus confirment la sagesse de ce proverbe : *Usez de tout, n'abusez de rien;* proverbe que j'engage les jeunes époux à ne jamais perdre de vue.

6° Les *apéritifs* qui allant à l'encontre des promesses contenues dans leur titre ont pour principal effet de couper l'appétit en fatiguant l'estomac. La tempérance et la sobriété unies à un travail raisonnable, voilà les meilleurs apéritifs, ceux qui donnent la santé.

7° L'*opium* avec lequel les Orientaux endorment leur esprit dans la sensualité, et dirigent leurs rêves vers les houris de Mahomet.

8° La *morphine*, fille de l'opium qui empoisonne aujourd'hui tant de personnes.

9° L'*éther*, ce fils de l'alcool qui fait aussi bien des victimes.

En dehors des prescriptions médicales destinées à leur utilisation comme remèdes, il est prudent de s'abstenir des trois ou quatre dernières substances ; et nous-mêmes, médecins, avons besoin de veiller à n'être pour cela ni dupes ni complices dans nos ordonnances.

10°. Le *tabac* est soumis aux mêmes lois. Sans nul doute une cigarette, un cigare, après déjeuner ou après dîner, c'est-à-dire au moment où les vaisseaux remplis de matériaux de nutrition n'ont plus qu'un très faible pouvoir d'absorption, ne sauraient avoir sur l'esprit une influence bien néfaste ; mais le tabac renferme un poison nommé *nicotine*, et l'homme qui fume beaucoup, surtout à jeun, ou loin des repas, peut en absorber une quantité suffisante pour agir sur son cerveau ; et si la procréation avait lieu au moment où le père serait sous cette influence, à coup sûr les facultés intellectuelles de l'enfant s'en ressentiraient.

§ IV

Telles sont les principales causes nuisibles au jeu régulier de la machine essentiellement délicate et compliquée qu'on nomme l'esprit humain. Leur influence pernicieuse se fait sentir mais à des degrés différents sur chacun de nous ; de sorte que ce n'est pas sans motif qu'on a pu dire que tous les hommes sont plus ou moins dépourvus de raison.

Le monde est plein de fous, et qui n'en veut pas voir
Doit demeurer tout seul, et... casser son miroir.

Eh bien, c'est cet état défectueux, c'est ce péché originel, que les jeunes ménages peuvent fortement améliorer d'abord, et puis faire disparaître complètement.

Dans tout héritage on peut considérer deux parties distinctes : l'*actif* et le *passif*. Prévoyant des cas où le passif peut dépasser l'actif, le *droit* humain représenté par le *Code* accepte l'héritage *sous bénéfice d'inventaire*. La nature ne l'accepte pas, et l'enfant est obligé de recevoir l'héritage tel quel.

§ V

Le développement scientifique et progressif des facultés intellectuelles élargit de plus en plus le champ d'action de l'esprit humain; et tout en contribuant à enrichir la science, peut facilement élever l'homme jusqu'au talent, quelquefois jusqu'au génie.

D'un autre côté, l'action perturbatrice des dix variétés de causes que nous venons de signaler comme nuisibles, atrophie ces mêmes facultés, peut les déséquilibrer et les pervertir jusqu'à la folie.

Chacune de ces deux actions, l'une fortifiante, l'autre délétère, peut se localiser sur telle ou telle faculté, sans toucher aux facultés voisines.

D'où il résulte que la même personne peut avoir tout à la fois des facultés d'une extrême puissance, d'une clairvoyance extrême; et en même temps tout à côté, elle peut avoir des facultés perverties et dénaturées par quelque tare héréditaire ou acquise; par suite elle peut offrir aux yeux étonnés tout à la fois des éclairs de génie et des éclairs de folie. Ces deux extrêmes — Génie et Folie — sont bien voisins : ils se touchent dans le monde des idées, tout comme dans le monde social se touchent parfois chez le même personnage l'extrême grandeur et l'extrême infortune, le Capitole et la Roche tarpéienne.

C'est pour ce motif que dans les maisons de santé l'on trouve parfois des personnes raisonnant très judicieusement sur les choses ordinaires, et divaguant d'une manière étonnante sur une idée, ou un ordre d'idées.

§ VI

Nous venons de voir les causes nuisibles par anticipation à l'esprit de l'enfant qui n'est pas encore conçu. Elles viennent toutes de l'Atavisme, soit que cet héritage funeste remonte à un nombre plus ou moins considérable de générations, soit qu'il provienne directement du père ou de la mère. Elles constituent le *passif* de l'héritage.

Voyons maintenant l'*actif*, car il est des causes, agissant aussi par anticipation, qui peuvent lui être *utiles*. Elles sont le contraire des précédentes.

D'abord c'est un état intellectuel *très lucide et très bien équilibré* transmis au père et à la mère par leurs ascendants, héritage précieux entre tous, et qui laisse bien loin derrière lui les plus beaux dons de la fortune, tous les titres nobiliaires et princiers consignés dans les vieux parchemins. La vraie noblesse et la vraie grandeur de l'homme et de la femme sont là : dans la transmission par voie d'hérédité de la supériorité naturelle de l'âme, de l'esprit et du corps.

Elles sont rares, très rares, excessivement rares les personnes qui possèdent à leur arrivée en ce monde un si grand privilège et c'est du fond du cœur qu'elles doivent en adresser tous leurs remerciements à leurs ancètres, notamment à leur père et à leur mère.

Les dons merveilleux que l'imagination des poètes et des romanciers fait remonter à des fées bienfaisantes présidant à la naissance des enfants privilégiés, peuvent exister en réalité : bien plus, ils seront désormais à la portée de tous les jeunes ménages.

Honneur, trois fois honneur aux pères et aux mères qui, sourds à l'appel du plaisir frivole, surtout du plaisir illicite, se tiendront fermes sur le terrain sacré du *devoir*, et dirigeront les facultés de leur âme, celles de leur esprit, et l'activité de leur corps vers l'amélioration progressive pour eux et pour leurs enfants. Ils poseront ainsi la base granitique sur laquelle s'élèvera la grandeur de leur famille, celle de leur patrie, et pour leur bonne part ils contribueront à celle de la civilisation, et au bonheur de l'humanité.

Puisse la France être la première à s'élancer dans cette voie nouvelle, où les ressources de son tempérament lui promettent de brillants succès. De ses efforts surgiront à coup sûr et promptement les hommes de très grande valeur morale et intellectuelle, secondés par la valeur physique, dont elle a aujourd'hui un si pressant besoin.

Mais le chrétien n'a pas le droit d'être

égoïste ; il doit être *humanitaire* ; voilà pourquoi l'invitation venue de France n'admet pas de frontière, et s'adresse à tous.

§ VII

Viennent ensuite comme causes utiles par anticipation la bonne culture intellectuelle du père et de la mère, et leur instruction relative. Les esprits cultivés et instruits transmettront toujours à leurs enfants des facultés intellectuelles plus aptes aux conceptions abstraites ou autres que les esprits sans culture et sans instruction, toutes choses égales d'ailleurs.

La culture intellectuelle peut se faire à peu près partout, et dans tous les milieux même les plus éloignés des ressources scolaires. La Nature avec ses *leçons de choses* est le meilleur des professeurs ; mais dans l'état actuel de la civilisation ses leçons deviennent insuffisantes. La science humaine s'impose partout, chez toutes les nations, et dans toutes les classes de la société qu'elle tend à niveler. Il est même un minimum scientifique que tout Français devrait posséder, et que l'Etat devrait donner gratuitement aux nécessiteux : lire, écrire, compter, principes d'hygiène pour le corps, pour l'esprit et pour l'âme, principes de religion spécifiés par un concordat nouveau.

Les privilèges du bon atavisme intellectuel s'appliquent à toutes les conceptions en général. Mais si le père et la mère cultivent d'une manière particulière certaines branches spéciales des connaissances humaines, l'enfant peut en ressentir un écho spécial et proportionnel. Et si cette culture a été poursuivie avec goût, assez longtemps et d'un effort assez soutenu tout à la fois du côté paternel et du côté maternel, il se traduira chez l'enfant par une *facilité relative* pouvant aller jusqu'à la *tendance* plus ou moins accentuée. Cette tendance naturelle reçoit dans certains cas spéciaux le nom de *Vocation*.

§ VIII

Les parents intelligents, se souvenant que *le résultat est toujours en harmonie avec l'effort*, pourront en profiter pour donner à leurs enfants des qualités qu'ils ne possèdent pas eux-mêmes.

Ainsi, supposons un père et une mère qui non seulement ne savent pas chanter, mais dont les voix sont complètement fausses. Pour un motif ou pour un autre ils désirent vivement que leurs enfants aient une belle voix, et chantent très bien. Dans l'immense majorité des cas, pour ne pas dire toujours, ils le pourront.

Pour cela ils apprendront l'un et l'autre le *solfège* dans une bonne méthode. Les exercices auxquels ils soumettront leur organe de la voix assoupliront peu à peu leurs cordes vocales, les habitueront à s'allonger, à se raccourcir, à se rétrécir plus ou moins, et finiront par leur donner une souplesse que la Nature leur avait complètement refusée. Ils arriveront ainsi à chanter juste. Et si leurs efforts persistent assez longtemps avant la conception de leurs enfants ; si les mêmes efforts méthodiques sont maintenus dans des conditions analogues, pendant deux ou trois générations, le larynx qui chez les bisaïeuls résonnait tout d'abord comme une crécelle, arrivera chez les enfants à produire des voix agréables et peut-être belles, et pourra donner aux petits-enfants de très belles voix, des voix remarquables ; car en effet *c'est la fonction qui fait l'organe ;* et les lois du progrès et de l'évolution se retrouvent partout, comme *l'infini* qui les a imposées.

§ IX

Si la nature produit des substances nuisibles à l'esprit humain comme l'absinthe, etc., elle en produit aussi qui peuvent lui être utiles. Au premier rang de ces substances bienfaisantes se trouve le café.

Tandis que l'alcool agit sur le système sanguin et congestionne le cerveau, dont il paralyse les facultés, le café agit sur le système nerveux et active l'action des facultés intellectuelles.

Une infusion de bon café provoque la clairvoyance de l'esprit, la naissance des idées, facilite leur association, leur groupement, augmente leur netteté; elle fait jaillir comme d'une source naturelle les expressions qui les traduisent et les précisent le mieux ; elle permet au penseur de donner la mesure de ses forces intellectuelles ; le poète, l'inventeur, l'artiste, le littérateur, le compositeur, etc., trouvent en lui le ressort qui les pousse vers l'idéal rêvé, et leur permet de gravir les sommets où leurs désirs les appellent.

Les dérivés du café, tels que la caféine houdé, etc., agissent dans le même sens.

Mais le café et ses dérivés ne sont pas seulement utiles au penseur et au producteur intellectuel : ils activent aussi les muscles de l'ouvrier, les jambes du marcheur, les estomacs paresseux, etc.

Et voilà pourquoi le poids des impôts ne devrait pas s'appesantir sur cette substance et sur le sucre qui sont l'un et l'autre d'une très grande utilité pour tout le monde intellectuel et travailleur.

Toutefois n'oublions pas que l'excitation du café, tout comme celle de l'alcool, du vin, etc., est passagère, et de plus qu'elle est toujours suivie d'une période de dépression proportionnelle. Il est même certaines organisations auxquelles il pourrait apporter une excitation plus ou moins nuisible. Dès lors il faut savoir en user sans en abuser.

§ X

En général les enfants naturels dits bâtards, c'est-à-dire nés en dehors des règles du mariage, ne sont pas comme les autres au point de vue intellectuel : ils sont ou moins intelligents, ou plus intelligents que le commun des mortels. Cela s'explique : Les moins intelligents sont ceux dont le père et la mère au moment de la procréation avaient l'esprit congestionné par une ou plusieurs des causes que nous venons d'énumérer ; les plus intelligents au contraire sont ceux dont le père et la mère avaient l'esprit tendu ou fortement en éveil, probablement pour n'être pas surpris.

§ XI

Pour donner aux facultés intellectuelles de leur enfant l'équilibre complet, les nouveaux mariés veilleront à le posséder eux-mêmes au moment de la procréation. Entre autres choses ils seront l'un et l'autre bien éveillés.

Ecoutez cette histoire vécue.

— Un jeune pharmacien de ma connaissance assiste à un banquet où pétille le champagne. Tardivement il rentre au logis. Sa femme est couchée : il en fait autant, et se couche à côté d'elle. La femme est jeune, fatiguée d'une longue course, et dort profondément dans une position spéciale. Est-ce la vue de cette position ? est-ce un écho tardif du champagne ? bref il se souvient... qu'il est son mari... et la jeune femme continue à dormir du sommeil du juste. Au réveil elle lui demande s'il vient de rentrer : elle n'avait rien entendu, rien senti, rien compris, le jeune mari se confesse, et neuf mois après sa femme lui donne un gros petit garçon.

— Et cet enfant, demandai-je au jeune mari qui venait de me faire cet intéressant récit, qu'offre-t-il de particulier ?

— Rien, me répondit-il.

— Oh ! je vous demande pardon, répliquai-je. Votre cerveau à vous était parfaitement éveillé, peut-être même un peu surexcité ; celui de votre femme était profondément endormi ; le cerveau de votre enfant doit être la synthèse de vos deux cerveaux si dissemblables en ce moment décisif. Dans ces conditions anormales il doit présenter quelque chose de particulier ; autrement ce serait la destruction de ma théorie, et je n'achèverais pas le livre auquel je travaille.

— Je vous certifie, docteur, qu'il n'offre rien de particulier.

— Faites-moi le plaisir, lui dis-je, de l'observer minutieusement. J'ignore ce qu'il y a, mais à coup sûr il doit y avoir quelque chose d'anormal.

Quelque temps après je le rencontrai : Docteur, me dit-il, nous avons trouvé : L'enfant se lève parfois la nuit, il va à une porte, l'ouvre, la referme, revient se coucher et si le lendemain je lui demande pourquoi il s'est levé, il me répond qu'il ne s'est pas levé : il ne s'en souvient pas. Dernièrement il fit ainsi son devoir de classe ; et le lendemain il fut étonné de le trouver fait.

L'enfant est somnambule.

CHAPITRE XI

Enfants honnêtes et bons

§ Ier

Pourquoi le moraliste observe-t-il des enfants naturellement honnêtes et bons, et d'autres naturellement vicieux et méchants ?

Si les enfants sont naturellement honnêtes et bons, c'est parce que le père et la mère étaient réellement bons et honnêtes à l'heure de la procréation, et que la mère s'est maintenue dans ces honnêtes et bons sentiments pendant la période de grossesse.

L'honnêteté et la bonté sont deux sentiments qui viennent du cœur, et leur manifestation vient de la volonté : nous avons déjà vu que le cœur et la volonté sont les deux grandes facultés de l'âme.

§ II

Ce qu'il faut avant tout dans une nation tout comme dans une famille, c'est l'honnêteté : l'honnêteté réside tout entière dans l'accomplissement du Devoir.

Dans ses grandes lignes le Devoir, simple idéal de l'âme, doit être le même pour tous ; mais dans les détails il varie suivant les temps et les lieux, suivant l'âge, les conditions sociales, etc., etc., devenant plus sévère à mesure que s'élève le degré d'instruction et de responsabilité.

§ III

Pour être bien équilibrés dans la bonne voie morale, il faut que les enfants éprouvent naturellement des tendances honnêtes. Ces honnêtes tendances, les parents peuvent les donner à leurs enfants. Pour cela il faut qu'ils soient eux-mêmes foncièrement honnêtes.

Jeunes époux, je ne vous dirai pas : soyez Catholiques, ou Protestants, ou Orthodoxes, ou Calvinistes ou Luthériens, etc. Je ne me reconnais pas à moi-même le droit d'être exclusif. Dans un livre comme celui-ci où je ne puis m'inspirer que de la *Nature*, ce *Code du Créateur*, et de la *Science*, ce *Code de l'esprit humain*, je dois me borner à vous dire : Soyez *religieux*, soyez *chrétiens*.

L'amour de Dieu doit être la dominante

de vos sentiments, comme il doit l'être chez votre enfant, car lorsque cet enfant atteindra la *Puberté* vers l'âge de 12 à 13 ans, s'il n'a pas l'idée d'un Dieu qu'il doit aimer comme un père et redouter comme un juge, dont l'œil tout puissant et toujours ouvert voit tout ce qu'il fait et tout ce qu'il pense, sur quoi voulez-vous donc qu'il s'appuie pour résister à l'appel du plaisir naissant d'autant plus dangereux qu'il n'a encore pour lui que des sourires ? Ce serait le livrer pieds et poings liés aux mains de son plus grand ennemi, *l'idéal du corps.*

Les jeunes ménages, soucieux de l'avenir de leurs enfants, feront donc au sentiment religieux la large part, la part prépondérante qu'il mérite.

§ IV

Si, au moment de la procréation le cœur et la volonté de chacun des deux époux est en harmonie complète avec la doctrine chrétienne, bien certainement l'âme de leur enfant naîtra sous l'étoile bienfaisante de l'honnêteté et de la bonté. Et si ces mêmes sentiments ont animé leurs ancêtres assez longtemps, l'enfant se trouvera taillé carrément dans un bloc d'honnêteté et de bonté

6

qui tout naturellement l'orientera vers les sentiments bons et honnêtes.

Si devant certains écueils il faiblit, il succombe, une voix intérieure lui criera qu'il fait fausse route, qu'il agit mal ; et le plus souvent le fera rentrer dans le Devoir. Cette voix sera celle de la conscience dont les accents seront d'autant plus nets et plus pressants que les sentiments d'honnêteté transmis à l'enfant par ses ancêtres seront plus prononcés.

La voix de la conscience n'est autre chose que l'écho de l'honnêteté des générations passées

L'éducation morale que cet enfant prédisposé à l'honnêteté dès sa naissance recevra d'un autre côté ne pourra que l'affermir dans cette bonne voie, et augmenter d'autant le degré de force de cette heureuse tendance pour les générations suivantes.

La voix de la Conscience est fortifiée par les générations honnêtes ; elle est affaiblie par celles qui ne le sont pas. Il peut même arriver un moment où, à la suite d'infractions réitérées à certaines lois morales, cette voix s'affaiblisse au point de n'être plus perçue. Ce mutisme constitue une terrible tare héréditaire.

Ah ! il faut qu'ils soient sous l'influence d'une tare bien horrible et bien aveuglante, ces grands coupables quels qu'ils soient, petits ou superbes, isolés ou collectifs, qui dans l'accomplissement d'une œuvre *infâme*, comme le déchaînement d'une *guerre de conquête* ou tout au mons d'une *guerre évitable*, en ordonnent et en assurent les phases d'*atroces cruautés*, en organisent et en surveillent les phases d'*annexion* sans émotion et sans remords, sans entendre le cri de la conscience dont la voix cependant parle toujours aux voleurs et aux recéleurs tout comme aux assassins. Si dans le cas exceptionnel de ces forbans de haut vol, la conscience reste muette, c'est que la Cécité vient d'une tare complète, c'est que dans l'instrument la table d'harmonie est faussée et peut-être cassée, et que le diapason est devenu impassible : il ne reste alors qu'à évoquer le Dieu de l'extrême Justice, qui préparera et enverra à son heure le châtiment inévitable et certain.

§ V

Il ne suffit pas que les enfants soient naturellement honnêtes et éprouvent le sentiment religieux, il faut aussi qu'ils soient bons. Pour cela il faut que les parents le soient eux-mêmes.

Jeunes époux, aimez-vous bien l'un l'autre, et soyez bienveillants, soyez bons pour tout le monde afin que vos enfants soient bons : procurez-leur ce bonheur, un des plus grands qu'ils puissent ressentir; c'est si doux d'être bon, de faire du bien, de soulager ceux qui souffrent, de donner à ceux qui n'ont pas...

Du reste, il n'est pas possible d'être réellement Chrétien sans être bon. C'est la doctrine du Christ qui développe le cœur, et en dirige les bons sentiments vers l'affection du prochain. C'est de cette source que naît la Philanthropie.

Mais jamais, dans aucun cas, et sous aucun prétexte l'homme n'a le droit d'être méchant : la méchanceté, mère de l'injustice et de la cruauté, est une dégénérescence du cœur qui ferait de l'homme la bête féroce la plus terrible de la création.

La France, et j'en rends grâce à Dieu, n'a pas à se plaindre à ce point de vue. Livré à lui-même, le cœur français est généralement bon. Evitons seulement les défauts de nos qualités.

Jeunes ménages, donnez à la France beaucoup d'enfants honnêtes. C'est parmi ces privilégiés de l'honnêteté que se trouvent ces hommes de Devoir, qui partout et quelle que soit leur condition sociale, imposent à tous l'estime et le respect, dont la famille est fière, dont la Patrie se glorifie, dont l'humanité s'honore.

Donnez-lui beaucoup d'enfants au cœur

bon, aux sentiments religieux. C'est de cette élite que sortiront les vrais apôtres du Christ, dont l'Eglise de France a aujourd'hui un si pressant besoin. Dans cette voie ils trouveront de bien nobles exemples. L'auréole si pure qui brille au front de saint Vincent de Paul le signalera éternellement parmi les bienfaiteurs de l'humanité, en opposition avec ses plus grands ennemis : les *Ambitieux* et les *Conquérants*.

Le produit de l'ambition et de la conquête est toujours amer et passager : il laisse après lui une traînée de larmes et de sang.

Combien différent celui de la bonté ? Voyez celui de Vincent de Paul, qu'on nomme tout simplement : la sœur de Charité. Dans les hôpitaux, sur les champs de bataille, chez tous les peuples, sous toutes les latitudes, partout où l'humanité souffre, on voit arriver la cornette blanche de cette hirondelle du cœur, qui a un baume pour toutes les douleurs, et partout fait aimer le beau pays de France qui a eu l'honneur de la produire.

§ VI

Une ligne de conduite opposée aux sentiments chrétiens doit amener nécessairement des effets contraires.

Supposons un père et une mère foulant aux pieds ces principes sacrés pour ne rechercher que le plaisir. Comme pour se le procurer l'argent est indispensable, ils emploieront pour en obtenir, tous les moyens possibles — l'astuce, le mensonge, le vol, etc. — L'enfant conçu dans ces conditions morales déplorables s'en ressentira inévitablement, ses tendances seront plus ou moins mauvaises.

Et si ce père et cette mère ne s'inspirant que de l'idéal du corps, ont eu eux-mêmes des parents de même acabit moral ; et si ces mêmes sentiments ont animé leurs ancêtres, pendant un nombre plus ou moins considérable d'années ou de générations, le pauvre enfant issu d'une si triste lignée apportera en naissant des tendances fatalement vicieuses ; il sera frappé de la tare du vice qui est héréditaire. Elle peut même s'accentuer au point de compromettre *son libre arbitre*. C'est dans ce cas que l'œuvre de la Justice criminelle peut se heurter à des difficultés parfois insurmontables.

Toute action mauvaise venue des parents augmente plus ou moins chez l'enfant la tendance vicieuse qui constitue la tare du vice; et toute action honnête des ascendants augmente plus ou moins, chez les descendants, la force de la voix de la conscience.

En y réfléchissant un peu, et avec un

esprit dégagé de tout préjugé, est-il un homme qui puisse se flatter de n'avoir eu, parmi ses ancêtres, aucun taré ?

La tare du vice altère toujours les facultés affectives, elle les fausse et peut produire des *dégénérescences morales* qui, lorsqu'elles coïncident avec un esprit bien lucide, peuvent devenir excessivement dangereuses pour la société en général, pour la Patrie en particulier.

Et si cette tare du vice, si ces dégénérescences morales existent chez ceux que les hasards de la naissance ont fait naître sur un trône, combien terribles peuvent en être les conséquences sociales !...

CHAPITRE XII

Ressemblance.

§ Ier

Pourquoi observons-nous des enfants qui ont une ressemblance frappante avec quelqu'un, et d'autres qui ne ressemblent à personne ?

Si les enfants ressemblent à quelqu'un, c'est parce que au moment de la procréation l'image de ce quelqu'un était saillante ou dominante dans l'esprit du père et de la mère, ou tout au moins dans l'esprit de l'un d'eux.

Les enfants qui ne ressemblent à personne sont ceux dont le père et la mère n'avaient ni l'un ni l'autre aucune image saillante ou simplement dominante dans l'esprit au moment de la procréation.

§ II

Nous avons déjà vu que le visage de

l'homme est formé de deux parties distinctes : les traits et la physionomie.

D'un autre côté nous avons vu que les traits et la physionomie sont animés par les sentiments venus de l'âme, et éclairés par les pensées venues de l'Esprit.

Toutefois les pensées et les sentiments peuvent varier d'un instant à l'autre comme varient les circonstances et les événements qui les font naître. De là la nécessité de reconnaître en eux deux éléments distincts : l'un variable comme ces causes diverses, l'autre stable que nous nommerons le *fonds commun*, dont l'origine a dû commencer avec le premier homme. Chaque génération a déposé dans ce fonds commun la trace de son passage. C'est ainsi que nous avons vu l'idée de l'esprit laisser sa trace comme incrustée dans certaines cellules de la substance grise, des couches optiques et des corps striés. C'est ainsi que chaque *inventeur*, chaque *novateur*, chaque *penseur*, chaque artiste, chaque ouvrier, etc., laisse la trace de son passage dans l'industrie, dans les sciences, dans la civilisation, etc.

Ces deux éléments du visage, l'un stable, l'autre variable, sont transmissibles par voie d'hérédité, soit isolément, soit réunis ; et les modifications, quelque légères qu'elles soient, apportées ainsi dans les traits ou dans la physionomie au gré des événements ou des circonstances, sont aussi susceptibles d'être transmises par voie d'hérédité : seulement celles qui dominent à l'heure décisive de la procréation sont seules transmises d'une manière appréciable : les autres restent confondues dans le fonds commun.

§ III

Cette transmission s'opère par un mécanisme analogue à celui de la photographie.

L'œil est une véritable chambre obscure comme celle dans laquelle le photographe recueille le portrait du sujet qui pose.

La *pupille* peut varier de forme : *arrondie* dans l'espèce humaine, elle est *verticale* chez les *félins* comme le *chat*, et devient *horizontale* chez les *ruminants* comme le bœuf. Mais quelle que soit sa forme, elle constitue toujours une ouverture relativement étroite dont l'*iris* modifie les dimensions suivant les besoins, en laissant entrer plus ou moins de rayons lumineux.

Si nous regardons un objet convenablement éclairé, les rayons lumineux réfléchis par cet objet pénètrent dans notre œil par la *pupille*, traversent le *cristallin* qui joue le rôle d'une *lentille biconvexe*, et vont former une image renversée de l'objet sur la *rétine* qui joue le rôle d'*écran*. Le nerf optique transmet alors cette image au cerveau.

Remplacez cet objet par le visage d'un homme ou d'une femme, et vous aurez le mécanisme de la ressemblance.

Dès lors si les jeunes ménages désirent que leur enfant à venir ressemble tout à la fois à son père et à sa mère, ils ne se contenteront pas d'avoir dans l'esprit et dans le cœur l'image l'un de l'autre.

De plus ils veilleront à ce que leurs visages soient convenablement éclairés au moment décisif, et alors bien face à face, et en se regardant, chacun des deux créateurs transmettra à l'enfant, par l'intermédiaire obligé des deux corps, son âme et son esprit, avec la ressemblance physique de son vis-à-vis dont il aura l'image tout à la fois sous les yeux, sur la rétine, et dans l'esprit comme dans le cœur.

De même qu'en photographie, il faut de la lumière : il en faut assez mais pas trop.

Il est même possible d'agir sur le teint de l'enfant. Ainsi dans la chambre à coucher, par un jeu calculé de rideaux ou de tentures ayant telle ou telle couleur, telle ou telle nuance, avec un degré calculé de lumière, on peut obtenir des teintes variables. La teinte qui dominera au moment décisif sur les visages du père et de la mère aura beaucoup de chances d'être transmise à l'enfant qui dans ce cas peut être plus ou moins coloré alors que ses parents ne le sont pas ; il peut avoir ce teint d'un *blanc mat* chéri de certains artistes, alors que les parents ne le possèdent pas, etc.

Si les cheveux, les sourcils, les cils, la moustache ou la barbe, sont plus ou moins foncés par l'artifice d'une coloration bien faite, l'enfant s'en ressentira fort probablement. On peut ainsi corriger ce qu'il pourrait y avoir de défectueux sur le visage des parents. On peut ainsi donner aux enfants des cheveux noirs, blonds, frisés, etc. On peut leur donner sur la partie choisie du visage une de ces taches ou de ces boutons connus sous le nom de *grains de beauté* : toutefois la reproduction de ce bouton ou de cette tache s'opère généralement chez l'enfant du côté opposé à celui qu'ils occupent artificiellement ou naturellement chez le père ou la mère au moment décisif.

Pendant la grossesse la jeune mère aura présents à l'esprit les traits, le regard, la physionomie de son mari, autant que possible avec le teint qu'il avait au moment décisif.

§ IV

Si, pour un motif quelconque les deux époux désirent que leur enfant, au lieu de leur ressembler, ressemble à quelqu'un plus, comme un bisaïeul, un frère victime d'un dévouement, un grand bienfaiteur, un fondateur de religion, de dynastie, d'école, etc., ils pourront aussi l'obtenir d'une manière appréciable ; et voici comment.

Ils commenceront par s'entendre sur le choix de leur idéal. Ils se procureront un portrait aussi ressemblant que possible dans les traits et dans la physionomie. Ils le regarderont souvent l'un et l'autre avec toute l'attention dont ils seront capables, de façon à bien fixer dans leur esprit les traits, la physionomie, le regard. Puis, après un entraînement suffisant, les yeux de l'un d'eux fixés sur le portrait convenablement éclairé, ils transmettront à leur enfant l'image qui en ce moment décisif sera dans les yeux de l'un d'eux, et la dominante de leurs deux esprits.

S'ils possédaient deux portraits, et que chacun d'eux en eût un sous les yeux, cela vaudrait encore mieux.

Puis, pendant la période de grossesse la mère continuerait à regarder ce portrait et s'efforcerait d'éprouver les pensées et les sentiments de l'idéal qu'elle désirerait reproduire.

Lorsque l'on veut faire tirer son portrait chez un photographe ou chez un peintre, on tâche de réunir les meilleures conditions : les époux doivent en faire autant pour leurs enfants à l'heure de la procréation.

CHAPITRE XIII

Enfants beaux ou laids.

§ I

L'esthétique est un domaine des plus attrayants. Mais ce n'est pas sur ce terrain que nous devons conduire nos lecteurs ; ni même nos lectrices, quoique le créateur leur réserve le monopole des grâces et de la beauté.

Nous venons de voir les conditions qu'il faut réunir pour obtenir des enfants au corps robuste, à l'esprit intelligent, à l'âme honnête, au cœur bon, et ressemblant aux auteurs de leurs jours, ou tout au moins ayant une ressemblance déterminée ; mais ce n'est pas tout. Il faut que les enfants possédant toutes ces qualités précieuses aient aussi un visage en harmonie avec toutes ces beautés. Dès lors nous devons nous poser cette dernière question.

Pourquoi observons-nous des enfants naturellement beaux, et d'autres qui naturellement aussi sont laids ?

Si nous observons des enfants naturellement beaux, c'est parce que au moment de la procréation la dominante des pensées et des sentiments du père et de la mère était belle ; ou que tout au moins une belle image était saillante chez l'un d'eux ; et de plus, que pendant la grossesse il n'est survenu chez la mère aucun incident fâcheux capable de modifier ce bel état.

Cette beauté dominante ou saillante, peut être un don des générations passées, ou être acquise par le père ou la mère ; mais dans l'un et l'autre cas le père et la mère peuvent la transmettre à leurs enfants telle quelle, ou diminuée, ou augmentée.

Si nous observons des enfants naturellement laids, c'est parce que au moment de la procréation de vilaines pensées ou de vilains sentiments dominaient chez le père ou chez la mère, et peut-être chez les deux ; ou tout au moins qu'une vilaine image était saillante chez l'un d'eux ; à moins que ces vilaines pensées, ces vilains sentiments, ou ces vilaines images, ne soient survenus chez la mère pendant la grossesse au point de dominer les premiers.

La laideur, tout comme la beauté, une fois déclarée, peut être héréditaire ; et les parents peuvent la transmettre à leurs enfants, soit telle quelle, soit diminuée, soit augmentée.

§ II

Les jeunes ménages veilleront donc à n'avoir à l'heure de la procréation que de belles images dans l'esprit, et de nobles sentiments dans le cœur. Le père et la mère tâcheront autant qu'il leur sera possible d'avoir les mêmes. Ils éviteront soigneusement tout ce qui serait contraire à ces deux conditions indispensables.

S'ils désirent que leur enfant tout en leur ressemblant, soit réellement beau, alors qu'ils ne le sont pas eux-mêmes, ils le peuvent encore. Qu'ils fassent faire leur portrait en recommandant au peintre de cacher les parties défectueuses, de mettre les belles en relief, et de donner au portrait un idéal de beauté que l'original n'a pas ; et au moment décisif, qu'ils agissent avec ce portrait comme nous l'avons dit pour l'original ; puis pendant sa grossesse, que le portrait fait et embelli par le peintre soit bien dans l'esprit et sous les yeux de la mère avec de belles pensées et de nobles sentiments.

§ III

La beauté est une qualité que nous attribuons à ce qui nous plaît, à ce qui nous charme.

L'homme peut en posséder plusieurs variétés qui se résument à trois principales: la beauté physique, la beauté morale, la beauté intellectuelle. Toutes les trois peuvent se trouver réunies sur son visage, soit collectivement, soit isolément; et toutes à des degrés divers.

§ IV

Nous avons dejà parlé du visage, ce petit tableau dans lequel l'homme se retrouve tout entier. Dans ce cadre restreint le Créateur a réuni tout à la fois la matière du corps, un rayon de la lumière intellectuelle, un reflet, comme qui dirait une projection de l'âme.

On y trouve tout à la fois une partie fixe — *les traits*, — une partie insaisissable — la physionomie; — une partie mobile faisant partie tout à la fois de la physionomie et des traits — le regard; — nous devons y mentionner aussi la *parole ou langage articulé*, et la *voix*, ces deux instruments merveilleux susceptibles d'acquérir euxmêmes un genre spécial de Beauté qui augmente d'autant le charme et la beauté de l'ensemble. Ces deux genres de beauté —

l'éloquence du langage articulé, et la *mélodie de la voix*, font l'admiration de nos chaires et de nos tribunes, les délices de nos scènes lyriques.

L'homme peut acquérir toutes ces variétés de beauté s'il ne les possède pas encore ; s'il les possède il peut les transmettre à ses enfants par voie d'hérédité. Comme aussi il peut les perdre en partie ou en totalité, et retomber dans la laideur.

Il va sans dire que ce qui est vrai pour l'homme l'est aussi pour la femme.

Le père et la mère s'efforceront dès lors de posséder, autant que ce sera en leur pouvoir, ces diverses variétés de beauté, tout au moins au jour de la procréation, afin de les transmettre à leurs enfants. Surtout qu'ils se souviennent bien que la beauté physique est engendrée par deux sources : *la beauté intellectuelle et la beauté morale.*

CHAPITRE XIV

Grossesse.

C'est à vous, Madame, que je dois m'adresser dans ces deux derniers chapitres.

Vous connaissez déjà les deux premières phases de votre existence : celle de *jeune fille* et celle de *jeune femme* ; vous inaugurez aujourd'hui la troisième, celle de *jeune mère*. Ainsi le veulent les lois de l'évolution individuelle.

Soumise à la même loi d'évolution naturelle, l'histoire de la femme à travers les siècles se confond avec l'histoire de la Civilisation.

Dans la période de barbarie où l'idéal du corps régnait sans partage, où la force brutale était maîtresse souveraine, la femme aux muscles faibles subissait tous les caprices de l'homme aux muscles forts : elle n'était alors que son esclave.

Le Christ, en venant remplacer l'idéal du

corps par l'idéal de l'âme, a donné la dignité à la femme qui est alors devenue la compagne de l'homme.

Aujourd'hui, Madame, l'heure est venue d'inaugurer la troisième phase de votre rôle social.

A la doctrine chrétienne si belle et si pure qui doit toujours inspirer votre âme, vous êtes appelée à ajouter les ressources que la science moderne offre à votre esprit, dans le but bien défini et bien précis d'obtenir l'amélioration de l'enfant et de la famille, par suite la grandeur de la Patrie, et le bonheur de l'humanité.

Certes à cette œuvre de progrès familial et humanitaire,et de patriotisme éclairé,votre mari a porté à l'heure de la procréation son précieux concours ; mais son rôle aujourd'hui s'efface complètement devant la grandeur du vôtre.

La nature en vous confiant le monopole de l'incubation qu'on nomme la *grossesse*, l'introduction de l'enfant dans la vie qu'on nomme l'*accouchement* et son introduction dans l'alimentation qu'on nomme l'*allaitement*, exprime nettement la volonté de Dieu. Le Créateur veut que dans cette œuvre de perfectionnement votre rôle soit bien supérieur à celui de l'homme.

§ II

Une grande loi domine toute la période de Grossesse : c'est la solidarité intime et complète qui existe entre la mère et l'enfant.

C'est le sang de votre corps, madame, qui changeant désormais de direction va donner au corps de votre enfant tous les germes qui sont dans le vôtre, bons ou mauvais, de force ou de faiblesse, de résistance ou d'inertie, de santé ou de maladie, qui contribueront à lui rendre la vie agréable ou douloureuse, et lui permettront de vivre longtemps ou l'obligeront à mourir avant l'heure.

Ce sont les sentiments de votre cœur, madame, qui chaque jour et à chaque minute vont déposer au cœur de votre enfant tous les germes qui sont dans le vôtre; bons ou mauvais, honnêtes ou vicieux, de bonté ou de méchanceté, de désintéressement ou de cupidité, de générosité ou d'égoïsme, de sensualité ou d'austérité, de fidélité ou de dévergondage, qui feront de votre fils un homme de devoir, utile à sa famille et à ses concitoyens, ou bien un homme de plaisir inutile et peut-être dangereux pour tous ; qui feront de votre fille une épouse et une mère, aux sentiments maintenus élevés par l'idée religieuse, sachant s'imposer des privations et des sacrifices pour améliorer ses enfants et sa race ; ou bien une Cléopâtre quelconque ne rêvant que toilettes, bijoux et plaisirs, qui un jour ou l'autre fera rougir de honte votre front orné de cheveux blancs.

Ce sont vos pensées, madame, qui pendant ces neuf mois vont déposer dans les facultés intellectuelles de votre enfant tous les germes qui sont dans votre esprit, bons ou mauvais, de lucidité ou d'obscurité, d'instruction ou d'ignorance, de raisonnement ou d'incohérence, de bon sens ou de futilité, qui feront de votre fils une gloire de la patrie en en faisant un homme supérieur soit dans les sciences, soit dans les lettres, la littérature, les arts, etc., etc. ; ou un être incapable, inutile à tous et à lui-même ; qui feront de votre fille l'Ange intelligent et gracieux du foyer, contribuant à la prospérité de la maison beaucoup plus par son esprit que par son travail ; ou bien une poupée plus ou moins jolie qui dansera avec élégance, portera très bien la toilette, mais qui ne raisonnera pas, qui ne pensera pas.

§ III

Comprenez-vous, madame, la grandeur du rôle qui vous est confié ? et par suite voyez-vous la responsabilité qui vous incombe ?

Ah ! je vous le déclare, madame, la mission que le Créateur vous a dévolue est bien belle... et votre puissance dans l'œuvre sans égale de la Création est bien grande... Votre action ne s'exerce pas seulement sur votre enfant ; elle aura aussi du retentissement sur vos petits-enfants, et sur vos arrière-petits-enfants ; par suite elle déteindra sur les destinées de la France, et cela quelle que soit votre position sociale.

Permettez-moi, madame, de supposer un instant que vous appartenez à la modeste classe ouvrière, votre mari a bien travaillé toute la semaine, et son travail vient de lui être très bien payé : heureux de ce bon résultat, il arrive au logis tout joyeux. En vous embrassant, il vous remet le fruit de son labeur en disant : Tiens, prends, les affaires ont très bien marché cette semaine, et demain je te conduis au théâtre voir une pièce dont j'ai entendu dire beaucoup de bien.

Naturellement votre premier mouvement est d'accepter avec joie. Mais après un instant de réflexion vous lui dites : Mon ami, je réfléchis à une chose. Dans les théâtres il y a parfois des cohues... il se produit des bousculades dans lesquelles une femme dans mon état peut être malmenée, elle peut recevoir un coup de coude, etc., etc. Décidément toute réflexion faite, si tu le veux bien nous nous priverons de ce plaisir, faisons ce sacrifice à notre enfant.

Eh bien, madame, je puis vous le certifier, votre privation volontaire aura un écho proportionnel sur le cœur de votre enfant. Ce n'est là qu'un premier germe, mais un germe de bon aloi, et fécond, qui sans doute en appellera d'autres ; et de ce point de départ peut naître une tendance plus ou moins accentuée d'ou sortira, qui sait ? peut-être un sauveteur, peut-être un apôtre, peut-être un héros...

Toutes vos pensées, tous vos sentiments, tous vos actes, pendant les neuf mois de grossesse, auront un écho proportionnel sur votre enfant... tout... vos peines et vos plaisirs... tout... tout... tout.

Dès lors il vous est facile de comprendre d'un côté ce que vous devez faire, de l'autre ce que vous devez éviter.

Chacun cherche le bonheur dans ce monde. C'est dans la nature humaine. Eh bien, madame, permettez à ma longue expérience de vous dire que généralement on ne le cherche pas où il est.

Un mari et une femme qui s'aiment bien sous l'œil de Dieu, c'est-à-dire du devoir réciproque, et de l'estime mutuelle ; avec une nichée d'enfants bien doués naturellement; et pour subvenir aux besoins légitimes de tous, non pas une brillante fortune, mais tout simplement une douce aisance basée sur le travail d'une honnête profession; et tout cela manœuvrant librement et avec sécurité au sein d'une Patrie chrétienne bien équilibrée et bien dirigée... Eh bien, madame, le voilà le bonheur... Ne cherchez pas ailleurs, ni vous ni votre mari : Vous ne trouveriez pas.

Et l'heure présente est pour vous, Madame, la plus propice pour préparer ce bonheur.

IV

Ce sont vos efforts, Madame, qui donneront à votre enfant toutes les qualités qui constituent la supériorité naturelle. C'est là bien certainement la plus belle fortune, le trésor le plus précieux que vous puissiez lui transmettre. Mais ce n'est pas tout : ce trésor pourrait vous être ravi; et je dois vous signaler les écueils qui bordent votre route pendant le voyage de neuf mois que vous allez faire effectuer à votre enfant dans la nuit mystérieuse de cet étrange tunnel qui part du néant pour aboutir à la lumière du jour.

D'une manière générale, vous devez éviter pendant toute la période de grossesse tout ce qui serait de nature à vous impressionner vivement.

Evitez les réunions dans lesquelles vous seriez exposée à voir des exhibitions plus ou moins vilaines, plus ou moins monstrueuses, telles que les grandes foires de la place de la Nation, de Neuilly, de la place d'Italie, etc., jusqu'à ce que l'autorité défende ces exhibitions dangereuses pour les femmes enceintes.

Dans les campagnes, le dimanche, à l'issue de la messe, de faux mendiants exhibent parfois des membres mutilés par calcul, pour apitoyer les personnes charitables et en obtenir une aumône qu'ils s'empressent de porter au marchand de vins ou d'absinthe. Ces exhibitions sont toujours dangereuses pour les jeunes femmes.

Une autorité intelligente et soucieuse de l'intérêt public ne les permettra jamais.

V

Aussitôt que votre enfant aura vu le jour, il faudra songer à le nourrir. C'est encore vous, Madame, que ce soin regarde.

En principe toute mère doit nourrir son enfant, à moins d'impossibilité absolue.

La solidarité intime qui existe entre les trois facteurs — corps, âme et esprit — de la mère et de l'enfant pendant la grossesse, existe encore pendant la période d'allaitement. Mais celle-ci va en s'affaiblissant de plus en plus jusqu'au jour de *sevrage*.

VI

Pasteur, cet illustre qui occupe désormais une place si belle parmi les bienfaiteurs de l'humanité, disait à ses élèves : « Il faut un idéal à l'homme ; ayez un idéal ! » Ah ! comme il avait raison !

En réalité il n'existe que deux types d'idéal : celui du corps et celui de l'âme. Mais à côté se trouve l'idéal *mixte* ou individuel qui naturellement se dégage des conditions variables dans lesquelles tout homme est appelé à faire agir tout à la fois son corps, son âme et son esprit.

Si vous désirez, Madame, procurer le bonheur à vos enfants, et le posséder vous-même, prenez pour premier idéal le *Devoir* : C'est là l'étoile des Mages qui de loin vous indiquera votre chemin. Prenez aussi un idéal mixte : que ce soit l'amélioration progressive de vos enfants et de votre famille, la grandeur de votre Patrie, de la France.

Avec ce double idéal, Madame, vous pourrez atteindre ce double bonheur : avec ce double idéal, jeune mère, vous serez vraiment à la hauteur de votre grande mission dans l'œuvre créatrice.

CHAPITRE XV

Au pays des fées.

§ I.

Il est probable, Madame, qu'un jour ou l'autre vous avez assisté à quelque féerie, à quelque opéra comique.

Là vous avez dû voir un pauvre jeune homme poursuivi par le malheur. Il lutte vaillamment, mais rien ne lui réussit ; on dirait que la fatalité s'en mêle : Un malheur nouveau survient encore, et il va mourir... Votre bonne nature s'émeut, et malgré vous vous souffrez de ses malheurs.

Tout à coup une bonne fée apparaît, et de sa baguette magique dissipe les nuages, conjure le danger. J'entends d'ici le soupir de soulagement poussé par votre bon cœur, et vous bénissez la puissante magicienne auteur du sauvetage.

Si en ce moment vous observez ce qui se passe au fond de votre âme, il vous sera facile d'y percevoir l'écho d'un simple désir bien naturel et pouvant se traduire par ces mots : Ah ! que n'ai-je le pouvoir d'une fée !... Que de bien je ferais.. . Que de mal j'éviterais.

Oui, sans doute ; mais hélas ! ce n'est qu'un rêve...

— Un rêve ?... Mais on a vu des rêves se réaliser...

Eh bien oui, Madame, pour vous ce rêve peut devenir une réalité. Cette puissance féerique encore ignorée du public, cette magicienne qui a le don de sécher les larmes et de rappeler le sourire perdu, elle est là qui passe à côté de vous, à portée de votre main, saisissez-la au passage ; vous le pouvez. Que dis-je ? elle vient à vous et vous offre la clef du lieu encore mystérieux où s'abrite sa magie.

§ II

D'après les lois de la nature, lois qui sont invariables et inflexibles, votre enfant, Madame, est condamné à lutter, condamné à souffrir.

Que vous soyez une modeste ouvrière des champs ou de la ville, et ne puissiez offrir à votre enfant que le pain gagné par votre pioche ou par votre aiguille ;

Que vous ayez l'espoir de le mettre à l'abri du besoin avec le modeste pécule péniblement amassé par vos ancêtres et soigneusement économisé par vous;

Que, grande dame privilégiée, vous ayez à lui offrir châteaux, domaines et blason;

Enfin que le front ceint d'une couronne enviée vous puissiez lui assurer la première place;

Il n'importe : la nature vous regardera toujours du même œil indifférent et impartial, et partout vous imposera ses lois invariables. Elle vous récompensera si vous leur êtes fidèle; elle vous punira si vous les violez.

Ce sont ces mêmes lois qui condamnent votre enfant à la lutte et à la souffrance.

§ III

La lutte lui est imposée par sa constitution même : son corps et son âme ont des besoins spéciaux et des tendances spéciales qui les poussent en sens inverse. L'Esprit de sa lumière indifférente et neutre mais plus ou moins clairvoyante les éclaire l'un et l'autre afin que dans leur jeu de bascule ils ne perdent pas complètement l'équilibre et se rapprochent de plus en plus de la hiérarchie qui leur convient. La lutte s'impose donc au dedans.

Elle s'impose aussi au dehors dans la nature et dans la société. Cette lutte est inévitable : vous pouvez lui donner un cachet de grandeur qu'elle n'a pas aujourd'hui; vous pouvez, ainsi qu'on le dit au tribunal, *élever les débats*. Mais ne songez pas à la supprimer, ce serait peine perdue.

Pour tous les membres de l'humanité, la lutte est bien précisée entre l'idéal du corps représenté par l'argent qui procure tous les plaisirs et l'idéal de l'âme représenté par la religion du Christ qui toujours guide l'homme vers le devoir.

Le monde a toujours tourné et toujours il tournera autour de l'un de ces deux axes, entre ces deux pôles.

§ IV

Quant à la souffrance c'est autre chose : il est en votre povvoir de la supprimer, et votre devoir est de le faire.

La souffrance apparaîtra chez votre enfant en même temps que la vie. C'est la conséquence morbide de ce que les savants nomment l'*Atavisme*, de ce que l'Eglise nomme le *Péché originel*.

Cette maladie héréditaire provient de trois sources. Du *Corps*, auquel les ancêtres de votre enfant auront donné trop de plaisirs, ou dont ils n'auront pas suffisamment et convenablement développé les forces dans un milieu hygiénique.

De l'*Ame*, dont les grandes facultés (cœur et volonté) n'auront pas été suffisamment ou convenablement développées ou assez chrétiennement dirigées.

De l'*Esprit* dont les facultés n'auront pas été suffisamment ou convenablement développées, ou qui auront été obscurcies par des causes nuisibles.

C'est de l'une et probablement de ces trois causes réunies que vient le mal héréditaire dont souffrira votre enfant.

§ V

Dans le traitement d'une maladie le premier soin du médecin est de supprimer les causes qui l'ont produite. Vous devez en faire autant, Madame. Supprimez-les donc *toutes*, dans les limites de vos forces. Cette suppression complète n'est peut-être pas aussi facile qu'on serait de prime abord porté à la supposer, mais elle est possible.

Ce que n'ont pas fait vos ancêtres, parce qu'ils ne le savaient pas, vous le ferez, vous, Madame, qui le savez, parce que vous comprenez qu'en agissant ainsi vous serez grandement utile à votre enfant ; et vous aurez le pouvoir de le faire, quelles qu'en soient les difficultés ; vous en trouverez les moyens dans votre cœur.

Le cœur de la mère avec les trésors de patience, de dévouement et d'amour qu'il recèle, est en réalité le chef-d'œuvre de la Création. C'est par l'utilisation chrétienne et scientifique des trésors contenus dans ce chef-d'œuvre de Dieu, que vous arriverez à donner à votre enfant une *constitution robuste*, une âme naturellement *honnête et bonne;* un Esprit *très intelligent ;* et ce sont ces deux beautés — *intellectuelle* et *morale* — qui donneront à son visage la beauté physique de vos rêves, en même temps que votre ressemblance.

C'est ainsi qu'en vous inspirant de la doctrine chrétienne pour votre âme et de la science pour votre esprit, vous aurez l'honneur d'inaugurer noblement l'amélioration progressive de l'enfant et de la famille, par suite vous contribuerez pour votre bonne part à la grandeur de la Patrie française et au bonheur de l'humanité, en faisant de la mère une vraie magicienne, en faisant de vous, madame, une véritable fée.

TABLE DES MATIÈRES

IMPRIMERIE F. DEVERDUN, BUZANÇAIS (INDRE).

IMPRIMERIE F. DEVERDUN, BUZANÇAIS (INDRE).

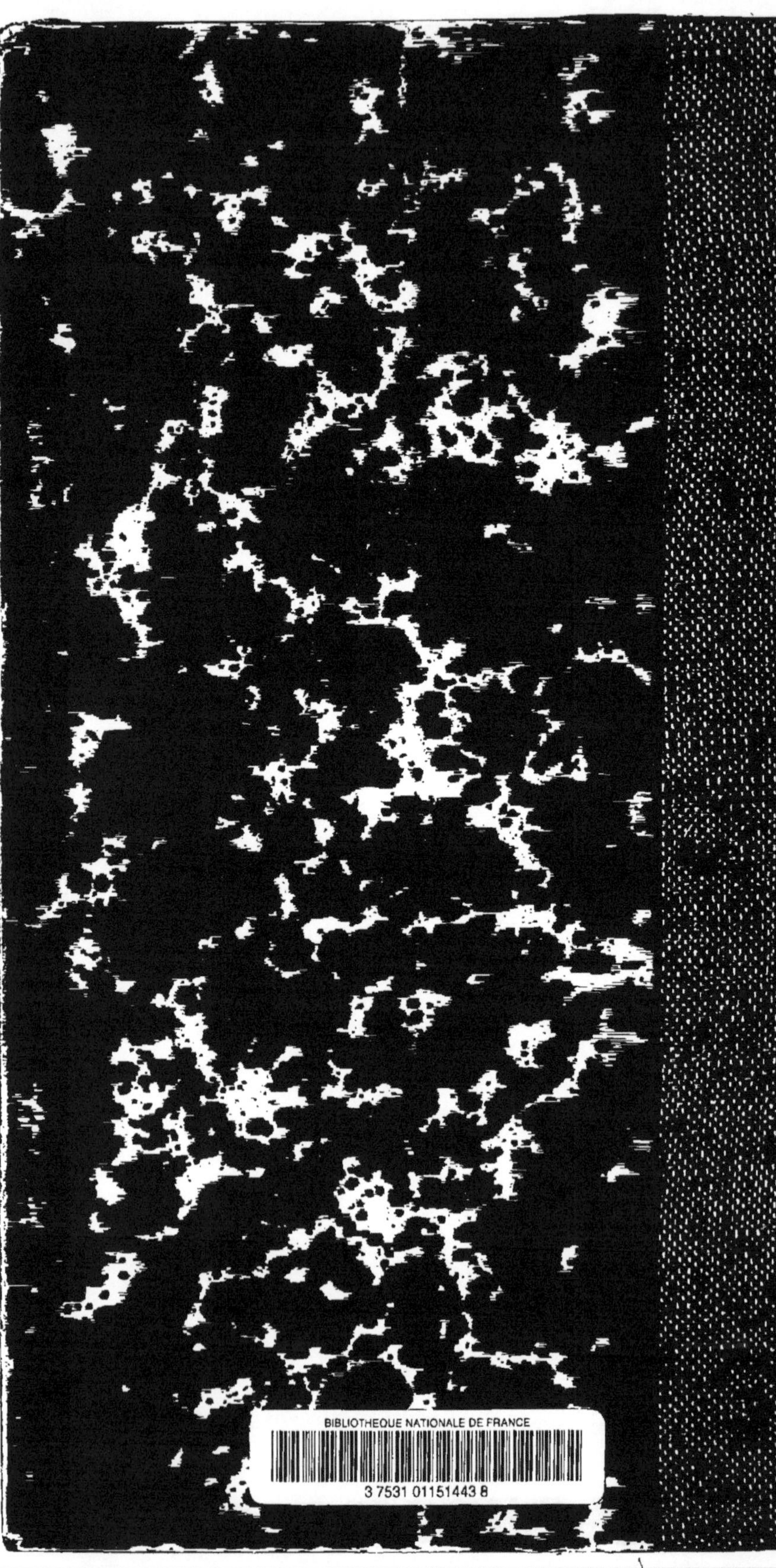

www.ingramcontent.com/pod-product-compliance
Ingram Content Group UK Ltd.
Pitfield, Milton Keynes, MK11 3LW, UK
UKHW020225220726
13923UKWH00002B/528

9 782014 437935